Bebés sin cólicos

Bebés sin cólicos

El método pionero para resolver
los cólicos en casa

Dr. Jesús Garrido

VERGARA

Primera edición: febrero de 2020

© 2020, Jesús Garrido
© 2020, Penguin Random House Grupo Editorial, S. A. U.
Travessera de Gràcia, 47-49. 08021 Barcelona

Printed in Spain – Impreso en España

ISBN: 978-84-17664-86-2
Depósito legal: B-383-2020

Compuesto en Infillibres, S. L.

Impreso en Romanyà Valls, S. A.
Capellades (Barcelona)

VE 6 4 8 6 2

Penguin
Random House
Grupo Editorial

Índice

INTRODUCCIÓN

PRIMERA PARTE
CONCEPTOS Y PROCESOS ADAPTATIVOS

SEGUNDA PARTE
DIAGNOSTICAR EN LA PRÁCTICA

TERCERA PARTE
EL TRATAMIENTO DE CADA CAUSA

CUARTA PARTE
APLICAR LAS SOLUCIONES

INTRODUCCIÓN

I

Presentación

Lo primero que uno hace cuando conoce a alguien es presentarse. Empecemos por ahí. Quiero colaborar contigo para resolver un problema de tu hijo. Para lograrlo, sé que debo ganarme tu confianza. Así que te cuento algo sobre mí: me llamo Jesús Garrido García y soy pediatra desde el año 2001. Estudié en Granada (España) tanto la carrera de Medicina como la especialidad de Pediatría, y cada día atiendo a pacientes en el Hospital HLA Inmaculada de esta misma ciudad. Desde 2010 hago divulgación sobre salud infantil para padres en Internet a través de mi página web: *Mipediatraonline*.

El protagonista de la salud de tu hijo eres tú

Me apasiona la puericultura, la crianza y el asesoramiento a las familias sobre el cuidado de sus hijos. Estoy convencido de que eso definirá la salud futura de los niños, mucho más que una atención puntual por un médico debido a un problema concreto.

Sé que nadie conoce a un bebé mejor que sus cuidadores diarios, sus progenitores. Y que, si logramos que tengas información comprensible, serás el mejor terapeuta de tu hijo. Por eso estoy empeñado en ofrecer esa información.

Grandes cambios en puericultura

En puericultura, las cosas han cambiado mucho desde que soy pediatra. Yo mismo empecé escribiendo en mi web lo que me habían enseñado durante la licenciatura de Medicina y en la especialidad de Pediatría. Sin embargo, no tardé en descubrir, a través de las críticas recibidas en Internet, que lo que me habían enseñado eran teorías y tendencias de hacía más de cincuenta años, y que en la actualidad hay ideas muy diferentes. No porque sea una nueva moda, sino porque hemos ampliado nuestro conocimiento y se ha demostrado que muchos planteamientos anteriores eran mejorables.

Empecé, entonces, una nueva etapa en la que primero me actualicé, después probé esas nuevas teorías, y con mi experiencia y todo lo aprendido sigo cada día añadiendo matices. Aprendo y descubro constantemente con la ilusión de buscar la verdad y la convicción de que ni la poseo ni la tendré nunca por completo. Por eso su búsqueda es tan motivadora.

El llanto infantil y su máxima expresión: los cólicos del lactante

En este libro nos centraremos en uno de los problemas más temidos por las madres y los padres novatos: los cólicos del lactante. No hay nada más opuesto a la idea bucólica de criar a un bebé que verlo llorar de forma desconsolada durante horas, un día tras otro. Esta situación sucede en la etapa en la que menos conoces a tu hijo y menos seguridad tienes sobre tu capacidad de atenderlo. Y es muy desesperante buscar ayuda y encontrarte con que supuestamente no puedes hacer nada por tu bebé.

Así pues, mi objetivo es ayudarte a entender por qué llora tu hijo en los primeros meses de vida y apoyarte para resolver ese llanto. Lo haremos de forma muy práctica. Tal vez hayas leído otros libros sobre crianza en los que se tratan de una manera muy general aspectos como alimentación, sueño, enfermedades de los bebés y sus cuidados. Casi todos pasan de puntillas por los cólicos del lactante, alegando que no se sabe por qué ocurren, pero no hay tratamiento y desaparecen solos con el tiempo. Les quitan importancia. Esto es lo mismo que me enseñaron a mí, y lo que yo he explicado durante muchos años a los padres.

Un planteamiento diferente para un viejo problema

Sin embargo, desde hace años, mi realidad como pediatra es muy diferente. Si uno tiene las ideas claras, los cólicos del lactante no necesitan resolverse con medicamentos, excepto en casos muy puntuales. La mayoría de ellos desaparecen cambiando ciertas pautas en tu forma de atender al bebé.

Tras acabar la especialidad de Pediatría, que se estudia en un hospital, empecé a trabajar en atención primaria. Es un cambio radical. Especialmente en dos aspectos:

- La simplificación. No dispones de los medios diagnósticos a los que te acostumbran en el hospital. Así que uno debe volver a la base de la medicina: la historia clínica y la exploración directa. Y esto, que podría parecer una desgracia, es en realidad una bendición, porque te obliga a revisar las ideas, hablar con las familias y dar importancia a los detalles.
- La continuidad. Cuando trabajas en las urgencias de pediatría de un hospital ves pacientes, los atiendes, pero tú

no eres «su pediatra». Cuando trabajas en atención primaria, sí. De modo que si das una indicación a unos padres sobre cómo tratar los cólicos de su hijo, volverán y te dirán si lo que les recomendaste ha funcionado o no.

Tras unos meses en atención primaria, en un centro de salud de una ciudad donde no había hospital, me di cuenta de que lo que recomendaba a los padres no funcionaba. Al principio pensé que se trataba de algún caso aislado, pero acabé comprobando que los cólicos del lactante eran mucho más frecuentes de lo que creía, y que lo raro era que mejorasen con lo que yo les indicaba.

Estaba descolocado. No entendía cómo era posible que, durante mi formación, me hubieran defendido a capa y espada algo que claramente no funcionaba y que no fuésemos capaces de resolver una cuestión tan básica con tantos avances de la ciencia en pleno siglo XXI.

Empecé a replantearme este tema desde tres premisas:

- Todo niño que llora lo hace por algo. El llanto inconsolable «normal» no existe. Lo normal es que un bebé llore para expresar una necesidad no cubierta. Pero ese llanto cederá en cuanto se atienda. Si sus necesidades están satisfechas y llora, tiene que haber dolor.
- Hay que buscar todas las causas que pueden generar llanto en un bebé, porque podremos resolverlo identificando la raíz del problema.
- Si hay muchos motivos para el llanto, no puede existir un único tratamiento.

Actualmente, cuando una familia me consulta porque su bebé llora mucho, hago un cuidadoso diagnóstico diferencial. Es decir, busco las causas por las que el bebé llora. Y recomiendo cómo abordar cada una de ellas.

Esto es lo que en medicina llamamos «protocolo». En lugar de identificar un solo problema con un tratamiento, definimos un proceso en el que primero se individualiza cada caso separando a los pacientes en diferentes grupos con distintas respuestas terapéuticas. Evidentemente, es más complicado que meterlo todo en el mismo saco, encogernos de hombros y decir que ni sabemos la causa ni tiene solución.

Si tu hijo lo está pasando mal, empieza por el final

En el capítulo 39 encontrarás el protocolo de acción simplificado que resume los pasos fundamentales para resolver el cólico de los bebés. Si tu hijo lo está pasando mal, sé que tienes urgencia por resolverlo. Puedes ir a esa parte de la publicación y empezar a aplicar las soluciones que te propongo. Sin embargo, este libro no puede ser simplemente el protocolo final del capítulo 39. Es necesario que entiendas la base que lo respalda y los matices fundamentales para aplicar las soluciones de forma válida.

Incido en ello porque sé que muchas de las recomendaciones que te haré van en contra de las indicaciones sobre el cuidado de bebés que tradicionalmente se explican a los padres. Desde que nació tu hijo no paran de bombardearte con consejos, pero muchos de ellos son responsables del sufrimiento de tu bebé. Y cuando apliques mis recomendaciones, el bombardeo arreciará.

Es precisamente esa manera de hacer las cosas lo que ha hecho que el cólico del lactante sea tan frecuente en nuestra sociedad. Hay otras culturas en las que este problema no tiene ni siquiera una palabra que lo defina, porque el modo de atender a sus bebés es radicalmente diferente. Esto es una pista muy valiosa que puede orientarnos para entender el origen del problema.

La forma tradicional de abordar el cólico del lactante claramente no funciona.

En la actualidad pueden darse respuestas válidas partiendo de una serie de premisas:

- Si tu hijo llora, siempre hay una o varias causas.

- Hay que identificar esas causas si queremos resolver el llanto.

- No existe un único tratamiento. Debemos definir un protocolo.

El objetivo de este libro es darte las instrucciones para resolverlo. Para eso puedes ir directamente al capítulo 39, donde te concreto el protocolo.

Sin embargo, también quiero que entiendas su base y los matices necesarios para aplicarlo correctamente, porque sé que en tu entorno recibes recomendaciones totalmente opuestas.

2

¿Cómo usar este libro?

En este libro explicaremos los conceptos necesarios para comprender mejor el llanto de tu hijo e identificaremos las situaciones que generan ese sufrimiento, así como la forma de resolverlo.

Te adelanto que sí hay soluciones efectivas, pero con dos advertencias, una buena y otra no tanto:

- La «mala» es que esto no se arregla con un medicamento mágico. Es más complicado, porque debemos entender qué provoca el sufrimiento en cada bebé y cómo afrontarla. Como no hay una causa única, jamás habrá un fármaco que lo resuelva todo.
- La buena es que realmente funciona y que, cuando resuelvas el llanto de tu bebé, lo harás dando un gran salto en tu capacidad de entender y atender a tu hijo. No en vano, la base de los cólicos del lactante es un desajuste en la adaptación de tu hijo al entorno, y tú serás quien le ayude a mejorarla y a volver al equilibrio. Para eso debes comprender muchos conceptos y procesos, lo cual te dará una experiencia que tienen pocas madres o padres.

Si tienes prisa, ve al final

Si quieres empezar a aplicar soluciones puedes ir al capítulo 39, en el que te resumo el plan general de acción. Te recomiendo que, mientras lo aplicas, leas el resto del libro. Te ayudará a identificar matices importantes y comprenderás por qué funciona lo que te recomiendo.

Tres pasos para resolver los cólicos de tu hijo

Para resolver el llanto de tu hijo hemos de cumplir tres etapas:

- Aclararemos los conceptos que te permitirán comprender por qué llora. Veremos cuáles son los procesos adaptativos que el bebé realiza en los primeros meses de vida y los desajustes que pueden provocar el llanto que asociamos con el cólico del lactante.
- Aprenderemos a identificar esos problemas en tu hijo.
- Veremos cuáles son las herramientas de las que disponemos para ayudarle.

Las necesidades de tu hijo y su adaptación
en los primeros meses de vida

Hay una serie de procesos adaptativos en los primeros meses de vida del bebé que, cuando no evolucionan bien, pueden dar lugar a un llanto que cumple los criterios de lo que llamamos «cólicos del lactante». En esta etapa inicial:

- El bebé cubre su necesidad de alimento y estímulos en interacción con sus cuidadores.

- Es colonizado por gérmenes que formarán su microbiota o flora.
- Tiene que digerir los alimentos adecuadamente.
- Su sistema defensivo debe regularse diferenciando entre la respuesta a los agresores, como las infecciones, y la tolerancia a lo que es inocuo y necesario para la supervivencia, como los alimentos.
- El aparato digestivo en particular debe adquirir capacidades nuevas y dominarlas: cómo aumentar la acidez del estómago progresivamente en las primeras semanas de vida, cómo regular la apertura y el cierre del esfínter anal.

Como cuidador del bebé, haces cosas que pueden influir en cada uno de estos procesos adaptativos. Cada cual lo hace lo mejor que puede según una serie de ideas que tienen mucho de influencia cultural y del entorno cercano. En este libro repasaremos algunos conceptos; es necesario porque todavía se dan bastantes indicaciones sobre crianza que claramente no funcionan y están en el origen de muchos cólicos.

Existen infinidad de mitos sobre cómo cuidar a los niños, que siguen pasando de familia a familia —y, por desgracia, de profesional a profesional—, y es evidente que fallan. Tenemos que desmontarlos uno por uno. Podemos hacerlo porque la ciencia avanza y cada vez entendemos mejor cómo actúan los bebés en sus primeros meses de vida y cuáles son los motivos por los que lo hacen.

Conocemos bien los procesos de adaptación que tienen que realizar en la primera etapa de la vida, y qué ocurre cuando alguno de ellos no se completa adecuadamente. Te adelanto que aquí está la base de los cólicos.

Las herramientas para ajustar la adaptación inicial
del bebé

En una segunda parte, analizaremos cuáles son las herramientas que puedes usar para ayudar a tu bebé en ese proceso de adaptación con el que reconducirás los desajustes que se hayan producido.

Solo en uno de los siete casos más frecuentes es necesario el uso de medicación (los antiácidos para el reflujo ácido), y en otros serán útiles los probióticos (un suplemento nutricional que aporta gérmenes beneficiosos para formar la flora intestinal).

En los demás, por experiencia, son los padres quienes tratan a su hijo y solucionan los problemas con medios no farmacológicos.

Un plan de acción concreto con alguna variable
bien definida

Al final del libro te explicaré el protocolo de acción para resolver los cólicos, donde queda condensado todo lo anterior de forma muy breve y clara. Podría reducir la publicación a esa última parte, pero, por desgracia, si tu hijo tiene cólicos es que hay muchos matices mejorables en la manera en la que se están haciendo las cosas. No por tu culpa, sino porque no te han explicado bien cómo actuar. Esto es justamente lo que quiero intentar cambiar.

¡Ánimo! Vamos a resolver el llanto del bebé y, al hacerlo, lo conocerás mucho mejor.

Partimos de la comprensión de las necesidades del bebé y cómo cubrir-las adecuadamente.

Hay una serie de procesos adaptativos en los primeros meses de vida que, si no se ajustan bien, pueden generar un llanto que cumple los criterios con los que definimos los cólicos del lactante.

Disponemos de estrategias para que esta adaptación se reajuste de forma adecuada.

Hay un protocolo breve, que es útil en todos los casos de cólico del lactante con alguna variante bien definida.

¿Cuál es el objetivo? Resolver el llanto de tu hijo y lograrlo mejorando tu capacidad para cuidarle.

PRIMERA PARTE

CONCEPTOS Y PROCESOS ADAPTATIVOS

3

¿A qué llamamos «cólico del lactante»?

Este es el bloque más extenso del libro. En él te daré la información necesaria para que entiendas el llanto de tu hijo y los procesos adaptativos que todo bebé realiza en su etapa inicial de vida, y por qué pueden truncarse y dar lugar al llanto que relacionamos con el cólico del lactante. Es una parte esencial porque te ayudará a comprenderlo mejor, a que entiendas por qué llora y la razón por la que todo lo que has probado hasta ahora no ha sido efectivo.

Eliminaremos todo aquello que no te ha funcionado y veremos, de forma comprensible, lo que necesitas saber sobre cómo cuidar a tu hijo hasta alcanzar una solución.

Deposito así mi aprendizaje, tras casi dos décadas aprendiendo como pediatra en mi trabajo diario atendiendo a familias en la consulta y gracias al apoyo de cientos de estudios científicos relacionados con el tema.

Los criterios de Roma y la CIE-10

Es lógico que iniciemos esta primera sección de conceptos con una aclaración: qué se entiende por «cólico del lactante».

En el plano científico, tenemos los criterios de Roma IV, publicados en 2016. Según este consenso de expertos, el cólico del lactante es:

- Un trastorno de la conducta del bebé de entre uno y cuatro meses de edad, que presenta periodos prolongados de llanto difícil de calmar.
- El llanto se desencadena sin causa aparente y, cuando cede, el bebé está bien.
- Aunque no siempre se cumple, son más frecuentes en la tarde-noche.
- Su causa es desconocida, aunque parece tener un origen abdominal.
- No existe ninguna prueba objetiva para diagnosticarlo. Decimos que un bebé tiene cólicos del lactante por los síntomas y por descarte cuando no se encuentra una causa definida.
- No hay un tratamiento eficaz. «Solo se puede tranquilizar a los padres», porque, en el noventa por ciento de los casos, acaba desapareciendo antes de los cuatro meses.

Dado que no hay un criterio de diagnóstico objetivo, su frecuencia varía según cada autor: los diferentes estudios indican que entre el dos y el setenta y tres por ciento de los bebés pueden tener cólicos del lactante. En esencia, depende mucho de hasta qué punto consideren normal el llanto del bebé, tanto los cuidadores como los profesionales.

Hay una clasificación sistemática de las enfermedades, usada a nivel mundial, llamada CIE-10. En esta herramienta el cólico del lactante está en la categoría R 10.4 (otros dolores abdominales y los no especificados), como «sensibilidad abdominal infantil». Son unos números pensados para catalogar, pero poco más.

La regla de los tres treses

De forma más coloquial, suele usarse mucho la regla de los tres treses:

1.º Entre tres semanas y tres meses de edad.
2.º Llora más de tres horas al día.
3.º Más de tres días por semana.

Y fuera de estos episodios de llanto, el niño no muestra síntomas de estar enfermo.

En el día a día, en miles de consultas de pediatría de todo el mundo, se califica como cólico del lactante todo llanto inconsolable que aparece en un bebé de pocos meses de vida sin que se logre definir una causa ni una solución, aunque su origen parece estar en el abdomen.

Cuando te dicen que tu bebé tiene cólicos del lactante, suelen añadir:

• Que no se conoce la causa. Se habla de gases.
• Pero no es grave.
• Se acaban pasando solos.
• Y mejor si no te agobias porque «se lo transmites al bebé» y empeora.
• Para aliviarlos, puedes probar una lista interminable de remedios que te proponen con escasa o nula convicción de que vayan a servir para algo.

Y tú ¿cómo te sientes?

Para mí esto tiene mucha más importancia que las clasificaciones científicas. Ves sufrir a tu bebé y te sientes impotente; es muy probable que sientas incomprensión y rabia porque nadie pueda ayudarle a que deje de sufrir.

Tal vez tu autoestima se resiente. Te preguntas por qué otros bebés están bien y el tuyo no. ¿Sientes que no sabes cuidarle como hacen otros?

Y yo, como pediatra, ¿qué pienso?

Tras años de experiencia y estudio, yo también me preguntaba: ¿De verdad, en el siglo xxi, solo podemos llegar a esto? Hace años que me revelé para no conformarme con esta opción y, tras ir perfeccionando lo que aprendía, he desarrollado el protocolo de acción que te explico en este libro.

Trabajo a caballo entre la pediatría hospitalaria y la atención primaria. Lo hago en un hospital, por lo que dispongo de medios diagnósticos a mi alcance que no tenía al principio de mi carrera en un centro de salud. Sin embargo, dedico mucho tiempo a la consulta de pediatría general, con un gran volumen de control del niño sano.

Lo más cercano que encontré a mi actual enfoque sobre el cólico del lactante fue precisamente de otro pediatra granadino de atención primaria: E. Ortega Páez. Sin duda, la superespecialización ha jugado en contra de la resolución de este rompecabezas; nos ha aportado muchas piezas, pero faltaba encajarlas. No es raro que sea otro pediatra de atención primaria quien se haya acercado más a su resolución.

El cólico del lactante es uno de esos misterios que solo puedes resolver con una visión más panorámica: cuando no dispones de muchas pruebas complementarias, tienes que buscar respuestas en la clínica y moverte en el territorio inexplorado en el que no hay protocolos definidos ni evidencias absolutas.

Como pediatra de atención primaria, tengo además la posibilidad de seguir más de cerca a los pacientes y revisar a los pocos días si los consejos que doy son efectivos. Así es como he podido perfilar en la última década un plan de acción ante este problema. Hace años que ya no diagnostico un cólico del lactante. Ahora, cualquier niño que entra en mi consulta con esa sospecha sale con otras etiquetas y soluciones concretas.

El objetivo de este libro es ayudarte a que tu hijo mejore, y eso lo conseguiremos dándote la información que te permitirá comprenderle mejor. Lo escribo en un tono divulgativo, porque va dirigido fundamentalmente a padres y madres. Pero estaré encantado de que otros colegas pediatras lo lean y me aporten cuanto puedan. Seguro que avanzaremos más aún y mejoraremos lo que presento aquí.

En la actualidad me siento mucho más satisfecho cuando, día tras día, salgo de mi consulta con la convicción de que realmente he logrado dar respuestas válidas que ayuden a las familias cuyo bebé sufre cólicos del lactante.

Los cólicos del lactante son, según el consenso actual:

- Crisis repetidas de llanto inconsolable en un bebé de menos de tres meses.
- No se conoce la causa.
- No tienen tratamiento.
- No hay pruebas diagnósticas que los identifiquen.
- Suelen ceder solos con el tiempo.
- Afectan de forma importante a la familia que los sufre y al bebé que los padece.

En este libro vamos a superar este marco:

- Casi todos los cólicos pueden mejorar si los vemos como desviaciones en los procesos adaptativos del bebé a su entorno en los primeros meses de vida.
- Tienen solución cuando identificamos los desajustes y actuamos para equilibrarlos.
- En lugar de pretender una solución genérica, aplicaremos medidas concretas para problemas definidos.

4

Los cólicos del lactante como cajón de sastre

Tras quedarme claro que las respuestas que estaba dando a las familias cuyo bebé sufría cólicos del lactante no eran válidas, empecé a hacerme preguntas:

¿Por qué, a estas alturas, no se ha logrado un remedio para este problema?

La respuesta es que no existe el cólico del lactante, sino los cólicos del lactante. Es decir, no hay un único motivo por el que un bebé pueda tener, en los primeros meses de vida, un llanto inconsolable e intermitente de origen abdominal.

Un bebé llora cuando no está bien. Es una forma muy básica de comunicación que muestra que algo va mal. Pero los motivos por los que puede llorar son muy variados.

Cuando me explicaron el cólico del lactante en la carrera y en la especialidad, solo me propusieron un cajón de sastre. Ese cajón en el que echas todo lo que no puedes clasificar en una categoría clara. Dentro de ese cajón hay montones de niños que solo tienen en común la falta de un diagnóstico claro y que lloran mucho por algo que parece ser un dolor de barriga. Pero no es que su llanto no tenga una o varias causas definidas, sino que no hemos sido capaces de concretarlas.

La primera conclusión a la que llegué es que los bebés, como los adultos, pueden sufrir por muchos motivos diferentes. Su cuerpo, aunque sea pequeño, es tan complejo como el nuestro. Y no puede haber una solución para el cólico del lactante, porque hay muchos cólicos diferentes. Cada uno de esos problemas tiene una solución distinta.

Esto fue una revelación. Lo veía clarísimo, pero al mismo tiempo me sentí abrumado: «¿Cómo saber todas las posibles causas de dolor de un bebé que no es capaz de decir dónde le duele? ¿Y cómo averiguar en cada bebé concreto cuál es el origen de ese dolor?».

Puede complicarse aún más:

- El hecho de que un niño sufra no significa que tenga un solo problema en ese momento. Puede que ahora llore por A y dentro de dos horas lo haga por B.
- Puede que el dolor sea el resultado simultáneo de A y B.
- Tal vez resolvamos A y días más tarde aparezca B.
- O quizá A es el origen de B.
- O lo que hice para resolver A puede haber generado B.
- Y ni siquiera sabemos cuántas letras hay.

Ante este panorama, entiendo que mucha gente diga: «Es cólico del lactante...».

Visto con perspectiva, lo cierto es que al buscar tampoco he encontrado nada nuevo. Las causas por las que un bebé llora son las que son y las conocemos todas. Pero sí comprendí que me las habían explicado de forma individual, como procesos aislados, cuando, en el día a día de los niños, no aparecen casi nunca como problemas puros. Además, una vez identificada una causa, me encontraba con que se recomiendan

muchas cosas que o bien no funcionan, o bien son contraproducentes.

Así que, ante todo, he tenido que hacer una sistematización
para identificar mejor los problemas más frecuentes y cuestionar
las medidas según su efectividad real.

No puede haber un tratamiento único para el cólico del lactante porque
bajo este nombre agrupamos múltiples problemas.

Estos problemas son conocidos. Pero suelen combinarse o sucederse
entre sí, lo cual complica su identificación.

Muchos de los consejos que se dan no mejoran o directamente empeoran los problemas.

Hay alternativas que sí son efectivas.

¿Cuáles son los procesos de adaptación durante los primeros meses de vida de un bebé que pueden causar dolor?

Me concentré en leer los trabajos publicados sobre cólicos
del lactante y sobre otros problemas de salud que afectan a los
bebés en los primeros meses de vida. Especialmente, aquellos
que tienden a resolverse por sí mismos. Al mismo tiempo, pre-
gunté a los padres todos los detalles posibles con la intención de
hallar patrones de coincidencias.

Durante mucho tiempo, la conducta de un bebé en los primeros meses ha sido un misterio. No entendíamos por qué hacía
ciertas cosas, ni los procesos de ajuste que cubre en sus primeras
etapas ni los problemas que surgen cuando no funciona bien esa
adaptación. ¡Ahí está la clave!

Las siete piezas del puzle

El cólico del lactante (que yo nombro en plural) son fallos en la adaptación del bebé durante los primeros meses de vida. Hoy tengo claro que la mayoría de los bebés que lloran lo hacen por una o varias de las siete causas más frecuentes de cólicos del lactante:

1. Una pauta de alimentación que no está funcionando.
2. No recibe los suficientes estímulos para desarrollar su cerebro.
3. Es un bebé de alta demanda.
4. Tiene una flora intestinal inadecuada, que irrita el intestino y aumenta la producción de gases.
5. Tiene una alergia o una intolerancia alimentaria.
6. Está reteniendo heces y gases en lo que llamamos «pseudoestreñimiento del lactante».
7. Sufre enfermedad por reflujo ácido.

Evidentemente, hay otras causas por las que un bebé llora: puede que el hermano le haya pegado en un ataque de celos; tal vez tiene una infección de orina o una gastroenteritis; quizá lo hemos pellizcado con el cierre del carrito; puede tener un pelo de la madre liado en un dedo del pie; tiene calor o frío; le han puesto una vacuna y le duele el pinchazo; le está saliendo un diente... Pero unas son evidentes y otras provocan llantos puntuales, no recurrentes como en los cólicos del lactante, o van acompañadas de síntomas llamativos que nos indican que la causa es una u otra.

Las siete causas que he enumerado se caracterizan por cumplir con las cualidades que se atribuyen a los cólicos del lactante:

- Suceden en los primeros meses.
- Pueden generar crisis de llanto inconsolable por dolor, que puede ser de barriga.

- El bebé parece estar bien entre los episodios de llanto.
- Si no se tratan, tienden a resolverse por sí solas en un plazo de pocas semanas o meses.

Las siete alteraciones que acabo de nombrar suelen aparecer en muchos bebés durante su adaptación a la vida en los primeros meses por una serie de factores que explicaremos a continuación.

No son nada nuevo y, sin embargo, no se resuelven bien

En mi experiencia, cuando un bebé tiene cólico del lactante suele padecer en realidad varios de esos problemas de forma simultánea. Por eso cuesta llegar a una solución.

Además, todavía se dan muchas indicaciones a los padres sobre cómo criar a los bebés que no tienen ninguna base y van en contra de la naturaleza del niño, e incluso llegan a no cubrir sus necesidades de manera adecuada. En este libro desterraremos muchos mitos de la crianza que generan problemas evitables.

Por otra parte, muchos de estos problemas son archiconocidos por los pediatras, pero nos los enseñan como cuadros independientes y no esperas encontrarlos asociados, por lo que uno se despista. No está claro si es una alergia a las proteínas de la leche de vaca o un reflujo, si son gases por alteración de la flora o pseudoestreñimiento... En la mayoría de los casos, el problema es que coinciden varios de ellos a la vez.

Por eso, yo busco sistemáticamente los signos que están presentes en el máximo de problemas que pueda identificar para tratarlos todos a la vez, porque solo cuando se resuelven todos verás una mejora del bebé.

Si diagnostican al niño con reflujo y no mejora con el tratamiento, suele ser porque además tiene una alergia a las proteínas de la leche de vaca y una alteración de la flora intestinal... Si mejora, pero no acaba de estar bien, es que quedan flecos sueltos. Debemos buscarlos y tratarlos. Esto, que parece complicado, se simplifica cuando ves que:

- Ciertas medidas (y no medicinas) son útiles para varios problemas a la vez.
- Hay un grupo de esas medidas que actúan en la mayoría de los problemas de forma positiva, porque se potencian entre sí.
- Solo unas pocas variantes del problema precisan alguna medida añadida.

Efectivamente, solo uno de los siete problemas, el reflujo ácido, necesita un medicamento para resolverlo (un antiácido), y no siempre.

Hay medidas que podemos probar antes y logran resolver un porcentaje importante de reflujos sin llegar a usar el antiácido. En el resto de los casos, las herramientas que usamos son cambios en la forma de actuar con el bebé. Cambios en la crianza. Medidas de puericultura.

Para aclararlo todo, en este libro te explicaré:

- Cómo funciona el llanto de un bebé.
- Cada uno de los procesos adaptativos que al desviarse pueden generar ese llanto.
- Cómo identificar si tu hijo sufre algunos de esos problemas.
- Y las herramientas que tenemos para reconducir esos procesos.

El libro termina con un esquema en el que se resume cuál es la situación de tu hijo y qué herramientas debes usar.

Por tanto, vamos a sacar a tu hijo del cajón de sastre, pondremos nombres y apellidos a las causas de su llanto y aplicaremos soluciones concretas a esas causas. Y una noticia aún mejor: al hacerlo, darás un salto cualitativo en tu capacidad para entender a tu hijo.

El hecho de que un bebé tenga cólicos no es en sí mismo malo. A veces son las situaciones desagradables las que nos sacan de la zona de confort y nos obligan a crecer. Pero es un gran logro que una familia resuelva los cólicos de su hijo. Dejaréis de ser «novatos» y pasaréis a ser «pro».

La adaptación del bebé a su entorno en los primeros meses de vida genera fallos que pueden manifestarse como un dolor con las características de los cólicos del lactante:

- Unas crisis de dolor de barriga intermitentes, entre las cuales parece estar bien.
- Tienden a resolverse solas durante los primeros meses de vida.

Un bebé con cólicos del lactante suele tener uno o varios de estos siete problemas asociados o en sucesión que explican por qué llora:

1. Una pauta de alimentación incorrecta.

2. Unos estímulos insuficientes.

3. Es un bebé de alta demanda.

4. Tiene alergias o intolerancias alimentarias.

5. Tiene una flora inadecuada.

6. Sufre pseudoestreñimiento del lactante.

7. Tiene reflujo ácido.

Con este libro podrás identificar estos desajustes en tu bebé y ayudarle a resolverlos.

5

¿Por qué llora tu bebé?

Porque no está bien. El llanto es la forma con la que el bebé puede comunicarte que algo falla. No sabe hablar, no tiene telepatía ni puede mandarte un correo electrónico. Si siente que algo va mal, llora. Llorará cuando no está cómodo, cuando sus necesidades no se cubren o cuando tiene dolor. No hay más. El llanto es la forma que tiene para expresar malestar.

No es en realidad una comunicación al uso porque, en esta etapa inicial, el niño ni siquiera tiene conciencia de sí mismo. Menos aún de que tú estás ahí para ayudarle. Está mal y llora. Es un mecanismo que la evolución de nuestra naturaleza ha puesto ahí y se mantiene porque es útil. Permite que los progenitores sepan cuándo el bebé necesita algo de ellos.

Para muchos, no hay ruido más desagradable que el llanto de un niño. Esto es el resultado de un refinado proceso en el que solo sobreviven los bebés cuyo llanto es más desagradable y cuyos padres reaccionan antes a ese aviso. Un pequeño que no llora corre el riesgo de morir desatendido.

Además, conforme vamos conociendo a nuestro hijo, no solo sabemos que nos necesita si llora, sino que diferenciamos distintos tipos de llanto y somos capaces de adivinar el motivo cada vez con más facilidad.

Cuando un bebé llora en la consulta puedo decirte rápidamente si es por hambre, por sueño, si quiere estímulos o hay que mirarle el pañal, si tiene calor o siente dolor... Te puedo hacer «traducción simultánea». Es cuestión de experiencia. La misma que sé que todas las madres y padres acabáis adquiriendo con el tiempo al convivir con vuestro hijo. Por eso cuando veo a un niño con cólicos, suelo decir a los padres que si pueden graben las crisis de llanto y me las muestren.

Pero hay una prueba aún más definitiva que nos dice por qué llora un bebé: ver cómo se calma.

El llanto expresa que algo va mal.

No hay intencionalidad en el llanto del bebé. Es un mecanismo defensivo muy básico:

- No espera que hagas nada.

- No te manipula.

- No «sabe mucho».

Simplemente, cuando se siente mal llora hasta que su malestar desaparece.

Es tu función como cuidador atenderle para que mejore.

La clave para entender por qué llora es ver cómo se calma.

Para entender el llanto piensa en los Tamagotchis

¿Recuerdas los Tamagotchis? Eran esos cacharros electrónicos con forma de huevo que no paraban de hacer ruido hasta que los atendías. Estoy seguro de cómo se le ocurrió la idea a su inventor: tuvo un bebé.

Sería de gran ayuda que las familias, cuando saben que van a tener un hijo, recibieran un Tamagotchi para ir practicando.

Para simplificar, imagina a tu bebé como uno de estos cacharritos electrónicos que llora cuando está incómodo, cuando necesita algo que no está recibiendo y cuando sufre dolor. Nuestro trabajo en esta primera etapa de la crianza se reduce a responder a su llanto atendiéndole en lo que necesite.

No pretendas educar a un bebé

Aquí llega el primer error de mucha gente, que genera montones de malos consejos de crianza: atender a un bebé cuando muestra malestar es malcriarlo.

Un bebé de pocos meses no tiene capacidad de procesar estrategias conscientemente. No es un ser maquiavélico que intenta dominarte. No «sabe mucho». De hecho, no sabe nada. Simplemente, como el Tamagotchi, tiene un circuito básico en su cerebro que hace que llore cuando algo va mal. Si no lo hiciera, ¿cómo sabrías cuándo debes atenderle, si tiene hambre o frío? Ese llanto es una herramienta indispensable para su supervivencia.

Pretender que dejes a un niño de pocos meses llorando para educarlo es tan absurdo como pensar que el cacharro electrónico dejará de hacer ruido si lo ignoras. Seguirá y seguirá, no puedes educarlo aún, y desde luego no aprenderá nada dejándolo sin cuidados. Llorará hasta que desaparezca la causa del llanto o se sienta agotado. Está diseñado para que haga eso, porque es la única forma de lograr que cubras sus necesidades.

La educación llega mucho más tarde, cuando el niño empieza a hacer pensamiento elaborado, establece relaciones de causa y efecto, es capaz de anticipar situaciones y puede escoger cómo actuar entre diferentes alternativas.

No pretendo que un niño no llore nunca. Cuando sea mayor y quiera cosas que le perjudiquen, deberás negárselas y llorará. Si quiere asomarse a la barandilla del balcón de un sexto piso y se lo impides, aunque llore, está justificado que no le dejes. Puede llorar cuanto quiera.

Cuando esto llegue, empezará a probar opciones. La educación consiste en que renuncie a conseguir cosas que le perjudican y a que para lograr lo que quiere use medios que después le funcionarán en la vida en sociedad. Si logras que un niño pida las cosas argumentando, haciendo tratos en lugar de con rabietas, le ayudas a que en el futuro tenga más posibilidades de lograr lo que desea.

Pero por ahora el llanto no es más que un aviso al cuidador del bebé de que necesita ser atendido. No tiene otra forma de lograr tu atención ni comunicarte lo que le hace falta, y hay necesidades que claramente él no puede suplir sin tu ayuda.

Comprendido esto, ¿todo niño que llora tiene un problema?

Un bebé es como un Tamagotchi:

- Llora cuando tiene una necesidad o molestia que no puede resolver por sí mismo.

- Si aciertas como cuidador y resuelves la situación, deja de llorar.

- No hay intencionalidad ni capacidad de manipulación en el bebé.

- Simplemente está diseñado para actuar así porque no puede cubrir sus necesidades por sí mismo y llorando consigue que tú lo hagas.

- Cuando actúa así, le atiendes.

- Es indispensable hacerlo para su supervivencia.

6

¿Existe el llanto normal?

Todo bebé hace ruidos y llora de vez en cuando

En algunos artículos sobre el cólico del lactante en Internet, leo cosas sorprendentes que resultan difíciles de entender con un mínimo de empatía hacia el bebé y su familia. En algunos dicen que es normal que un niño llore hasta dos horas diarias sin que tenga ningún problema.

¿Dos horas? ¿Y todo va bien? Aclarémoslo.

Es normal que un niño haga quejidos, ruidos y pujos con mucha frecuencia. Incluso que llore de vez en cuando para mostrar incomodidad o una necesidad no cubierta. Pero no es normal que llore sin consuelo ni, por supuesto, que lo haga durante dos horas cuando todo va bien. ¡Claramente algo falla!

No podéis imaginar la cantidad de padres que creen que su hijo tiene un problema simplemente porque hace ruido y se mueve.

A veces, para quitarle hierro al asunto, explico que, en efecto, los muñecos con los que jugábamos en la infancia no hacían ruidos. Pero que un bebé está vivo y puede estar todo el día haciendo ruidos y moviéndose sin que haya un problema. Incluso de noche.

Una cosa es emitir ruiditos y otra llorar. Todos los bebés hacen ruidos, y también es normal que todos lloren. Como os decía, es su forma de expresar que no están bien. Solo que en la mayoría de los casos es un malestar pasajero por incomodidad o una necesidad no cubierta.

Únicamente cuando el llanto es inconsolable podemos pensar que es por dolor y que el niño tiene algún problema. Si el llanto cede con facilidad al atenderlo, es que está sano. Es absurdo pretender que nunca llore o que deje de hacer ruidos. Nada funciona para evitarlo.

Si no se calma una vez atendidas sus necesidades, y sigue llorando, es cuando nos planteamos que algo no va bien. Por tanto, es normal que llore, pero no lo es que lo haga de forma desconsolada.

No es cuestión de duración, sino de si puedes consolarlo o no

Algunos ponen la barrera de las tres horas para calificar los llantos como cólicos del lactante. Es decir: si llora menos de tres horas, el llanto es normal; si las supera, es cólico. Para mí, la duración no tiene tanta importancia. Lo esencial es si cede o no al cubrir sus necesidades.

Según este criterio, debemos distinguir entre dos tipos diferentes de llanto:

- Llanto consolable. Si un bebé tiene hambre, deja de llorar en cuanto se le alimenta; si tiene frío, cesa el llanto en cuanto se le calienta; si la caca le irrita la piel, se tranquiliza en cuanto lo limpias... Cualquier llanto que cede al atenderlo es consolable y nunca implica un problema serio. Simplemente, intenta cubrir sus necesidades cada vez que llore.

- Llanto inconsolable. Si has aliviado sus incomodidades, has cubierto sus necesidades y el bebé continúa llorando hagas lo que hagas, asumimos que ese llanto expresa dolor. Y en ese caso, debemos buscar la causa para tratarlo. Algunos de esos dolores ceden de forma espontánea, pero reaparecen al cabo de un rato o no vuelven nunca. Otros no desaparecen hasta que eliminas el desencadenante: Un dolor por gases nunca es permanente, tiene ratos de dolor intenso y otros en los que el dolor cede por completo. Si siente dolor porque se le está clavando algo en la piel, este no cederá hasta un rato después de que retires el objeto punzante.

Cuando un llanto es inconsolable, aunque dure solo media hora, es signo de que algo falla. Significa que debemos cambiar la forma en la que estamos atendiendo al bebé o que algo está causando un daño en su cuerpo.

Por eso el llanto no es malo en sí mismo. Es una alerta para que mejoremos el modo en que le cuidamos o para liberarlo de algo que le agrede. No te agobies si tu hijo llora. Plantéate cómo lograr que deje de hacerlo.

Todos los bebés hacen ruidos, pujos, se agitan, gritan... y lloran.

Debes distinguir entre:

- Ruidos (normal).

- Llanto (algo va mal).

Si el llanto es consolable, cede al cubrir sus necesidades. ¡Cúbrelas!

Pero si es inconsolable, algo está generando dolor. ¡Busca la causa y resuélvela!

7

Problemas de adaptación del bebé
en los primeros meses de vida

Si tu bebé tiene un llanto persistente y no le encuentras explicación, piensa en las siete causas que aparecen en los cólicos del lactante más frecuentes. Recuerda que son en realidad los problemas de adaptación que el bebé encuentra durante los primeros meses.

Para identificar cuál o cuáles afectan a un bebé, lo primero que debemos hacer es diferenciar entre llanto consolable e inconsolable. De modo que las siete causas se distribuyen de la siguiente manera:

- Llantos consolables:
  - El bebé sigue una pauta de alimentación que no le está funcionando.
  - No recibe los suficientes estímulos para desarrollar su cerebro.
  - Es un bebé de alta demanda.
- Llantos inconsolables:
  - Tiene una flora intestinal inadecuada, que irrita el intestino y aumenta la producción de gases.
  - Tiene una alergia o una intolerancia alimentaria.

- Está reteniendo heces y gases; en lo que se llama «pseudoestreñimiento del lactante».
- Sufre reflujo ácido.

Raramente un niño llora por un único problema. Puede llorar varias veces a lo largo del día y hacerlo en ocasiones por un motivo y otras, por otro.

Por eso mismo, cuando pregunto si el llanto es consolable o no, la respuesta puede ser:

- Siempre es consolable.
- A veces es consolable y a veces, inconsolable. Eso es lo más habitual en los bebés con cólicos.
- Siempre es inconsolable.

El hecho de que un llanto sea consolable implica que la solución pasa exclusivamente por modificaciones en las pautas de crianza. Parece sencillo, y de hecho son problemas que ni siquiera deberían aparecer si las familias no recibieran tantos malos consejos y cubriesen razonablemente bien las necesidades de su bebé.

En estos casos, el problema es que durante mucho tiempo se han defendido formas de criar que generan problemas. Pero estas ideas erróneas están muy extendidas. Así que, al hablar de cada una de las causas de llantos consolables, no solo te explicaré la forma correcta de cubrir las necesidades de un niño, sino que también te daré argumentos en contra de todos los malos consejos que recibirás sobre este tema.

Por otra parte, el hecho de que un llanto sea inconsolable no significa que no podamos hacer nada para evitarlo. También en estos casos hay pautas de crianza que pueden mejorarlo o empeorarlo. Pero, además, en cada una de las causas disponemos de herramientas específicas para resolverlo. Veámoslas:

- Las alteraciones de la flora intestinal pueden corregirse con probióticos. La forma en la que el bebé nace, el modo en que cuidamos su higiene y su alimentación también definen su flora. De modo que hay niños en los que esta alteración es más fácil que aparezca y podemos hacer cosas que reducen este riesgo. De nuevo, durante muchos años se ha tendido a distorsionar la microbiota del bebé.
- Si el bebé toma el pecho y aparece una alergia, podemos modificar la dieta de la madre. Asimismo, las alergias en los niños tienen sus causas en el modo en el que los estamos criando. Se ha visto que, ya durante el embarazo, una dieta materna variada favorece una mejor tolerancia por parte del bebé.
- Si el bebé toma biberón y aparece una alergia, hay leches especiales.
- Si el niño está pasando por la fase de pseudoestreñimiento del lactante, disponemos de sondas lubricadas para que vacíe la barriga y alivie la presión. Esta sería la solución inmediata. Pero no todos los niños tienen ese problema, y en algunos dura meses mientras en otros se resuelve en pocos días. Otra vez, lo que haces con tu bebé influye en esta diferencia.
- Si produce demasiado ácido en su estómago, podemos recurrir a los antiácidos. Como en los casos anteriores, hay razones por las que a veces este aumento de la producción de ácido, que debe ocurrir en todos los bebés, se descontrola. Hay también factores externos que colaboran a que se resuelva antes o a que empeore.

Cada problema tiene unas soluciones concretas. Mi objetivo es explicarte cuándo están indicadas y cómo aplicarlas. Empezaremos entendiendo cada uno de los problemas para poder identificar si tu bebé los sufre.

Distinguimos entre llantos consolables e inconsolables:

- Llantos consolables: Falta de alimento o de estímulos. Podemos mejorarlo con una pauta de crianza adecuada.

- Llantos inconsolables: Fallos en la adaptación al entorno que generan dolor de barriga intermitente por las siguientes razones:

  - Alteraciones de la flora.

  - Alergias o intolerancias.

  - Pseudoestreñimiento del lactante.

  - Reflujo ácido.

También pueden mejorar con una pauta de crianza adecuada. Sin embargo, disponemos de otras herramientas efectivas para cada problema.

8

La pauta de alimentación

Es obvio que la principal necesidad que debemos cubrir en un bebé es la alimentación. Es algo que él no puede hacer por sí mismo en los primeros meses de vida. Por tanto, si siente hambre llorará. El hambre es una alarma que todos tenemos, muy desagradable e insistente, porque nos va la vida en ello. Tu hijo viene de serie con ese mecanismo.

Hablemos ahora del hambre y la comida desde el primer día de vida y cómo se relaciona el bebé con ambas coordenadas en los primeros meses. Este es el primer mecanismo de adaptación que debemos abordar.

Del cordón umbilical a la autorregulación en la demanda de comida

El bebé recibe alimento a través de la placenta durante todo el embarazo. En algunos casos la madre nota que el feto está inquieto y se tranquiliza en cuanto ella come. Aunque pasen horas entre comida y comida de la madre, y en esos periodos de ayuno baje el nivel de nutrientes en su sangre, la placenta lo estabiliza haciendo que al bebé le lleguen de forma más constante. Lo que desencadena la sensación de hambre es la bajada de azúcar en sangre. Y la placenta se encarga de garantizar que esta se mantenga dentro de ciertos límites aceptables. Así que el feto raramente tiene esa sensación, o bien se suple con rapidez.

Sin embargo, cuando el bebé nace, le «cortan el grifo». Le quedan algunas reservas, no muchas, porque no las ha necesitado. Pero el primer y segundo día, está saturado y agotado. Son muchos cambios y muchas tareas nuevas en muy poco tiempo:

- Tiene que respirar.
- Debe regular la temperatura fuera de su madre.
- Cambia la circulación de la sangre, y busca en el intestino y los pulmones lo que antes lograba desde la placenta.
- Está saturado de estímulos (la luz, el tacto, el olor, los sonidos) mucho más intensos que dentro del útero.
- Y tras horas en las que es muy difícil despertar al bebé por su agotamiento, de repente siente algo nuevo: una desagradable sensación de falta. El azúcar está bajando, tiene hambre. Llora por la incomodidad y algo entra en su boca. Por puro instinto, hace un movimiento mecánico que tiene como consecuencia la entrada de un líquido en su boca. También por instinto, traga. Empieza a digerir la leche y el azúcar sube en sangre. Una vez recuperado el nivel normal, y agotado por el esfuerzo, se duerme.

En los primeros días de vida es normal que el bebé pierda peso. En gran parte, se trata de una pérdida de agua: como cuando sacas una esponja de un cubo y la dejas al aire. Pero, además, al nacer, el pecho de la madre no produce nada. Tiene unos días para empezar a producir toda la leche que el bebé necesita para alimentarse.

En el aumento de la secreción de leche del pecho, influye la desaparición de las hormonas de la placenta y la liberación de las de la lactancia (principalmente, prolactina y oxitocina). Pero la producción se ajustará en función de lo que se vacíe el pecho. Cuanto más se vacía, más leche se produce; si la leche se retiene, su producción se bloquea.

Del mismo modo que la prolactina y oxitocina influyen aumentando la secreción de leche, el factor de inhibición de la lactancia es una proteína que se acumula en las zonas que no se vacían y puede bloquear el efecto de la prolactina, reduciendo la producción de leche. Así, las zonas que no consiguen drenarse dejan de fabricar y se desarrollan mejor las zonas que tienen una mejor salida de alimento.

Durante el embarazo, el bebé recibe alimento sin hacer nada.

En las primeras horas tras el nacimiento, es normal que tienda a dormir mucho y comer poco.

Suele perder hasta un diez o doce por ciento de su peso en los primeros días.

Tras las primeras veinticuatro o cuarenta y ocho horas, el bebé incrementa claramente su demanda de alimento.

Este vaciado intensivo provoca la «subida de la leche».

Hay un gran número de instintos y mecanismos hormonales implicados en la regulación de este proceso.

Consejos sobre alimentación desde el primer momento

Empezamos con los consejos. Desde antes de que nazca un bebé, se ofrece a las familias formación sobre el parto y el cuidado del recién nacido. Es cada vez más necesario debido a que el tamaño de las familias se ha reducido tanto que la experiencia de muchos padres sobre el cuidado de un niño es casi nula.

Esto sucede en parte porque se trata de una necesidad que está en el ambiente y en parte porque «todos sabemos de todo». En cuanto tu bebé nazca, recibirás consejos, y en más de una ocasión «órdenes y amenazas» sobre cómo debes cuidar a tu hijo. Aunque no los pidas. Incluso si expresas tu deseo de que no te los den.

La mayoría de esos consejos son bienintencionados, pero erróneos. Porque durante décadas se ha defendido una filosofía de crianza que no entendía al bebé en absoluto. Ahora se está pasando a otro estilo, no menos coactivo, en el que solo se plantean las necesidades del niño y no se tienen en cuenta las de los demás implicados (o si resultan realistas).

El contenido de este libro podría enmarcarse en lo que hoy en día llamamos «crianza natural», pero con un matiz importante. Es «natural» que se busque el equilibrio entre las necesidades del bebé, que son reales, y las de sus cuidadores, que también lo son. Hay que asumir que una familia es una «comunidad simbionte» en la que todos debemos estar lo mejor posible: cuando uno está mal, todos estaremos mal; y, para que el bebé esté bien, todos debemos estar bien. Para mí, esta es la definición de «crianza respetuosa».

Consejos para iniciar la lactancia materna con buen pie

Veamos ahora las claves fundamentales para que una lactancia materna funcione:

- Ofrécele el pecho al bebé cada vez que esté despierto. Unas veces lo querrá y otras no, pero dale tantas oportunidades como sea posible.
- Si en cualquier momento llora, ofrécele el pecho inmediatamente. No intentes calmarle acunándolo, con chupetes o dándole manzanilla. Unas veces lo aceptará y

otras no, de modo que probablemente lo que más necesita es comida.

- Empieza cada toma por un pecho distinto, independientemente de que haya tomado un pecho o los dos en la toma anterior. Para recordar cuál toca, te recomiendo usar algo que puedas engancharte en el tirante del sujetador, como una pinza de pelo. Cuando el niño empieza a tomar el pecho en el que está la pinza, la cambias al otro tirante, y así sabrás que en la próxima toma toca empezar por ese pecho.
- Déjale chupar mientras siga haciéndolo. En algunas tomas puede que se duerma a los pocos segundos, y en otras tal vez coma más de una hora sin parar. Si sigue chupando no le interrumpas (ni siquiera para que eche gases ni para que cambie de pecho).
- No dudes de tu capacidad de alimentar a tu hijo. Si está cada vez más activo y se calma cuando le das el pecho, es que se está alimentando bien.

Solo debes plantearte si te falta leche en el caso de que tome un pecho durante un rato, se enfade y veas que se suelta y se coge, irritado. Al cambiarlo al otro, lo toma durante un rato, se pelea y ya no hay forma de calmarlo lo pongas donde lo pongas.

En este caso, podría tratarse de un llanto inconsolable debido a algo diferente al hambre. Se sale de dudas fácilmente. Si en ese momento le ofreces más leche (ya sea materna o artificial, con jeringuilla, vasito o biberón), y el niño se la toma y se calma... es hambre. Cuando esto ocurre, para lograr que la lactancia materna aporte la leche que necesita el bebé, es importante que le ofrezcas el pecho con más frecuencia. Y aquí el ritmo día/noche es importante.

El pecho o se toma a demanda o no funciona.

A demanda significa que, en cuanto veas activo a tu hijo, se lo ofrezcas.

No esperes a que llore.

Si no sabes si tiene hambre o no, ofrécele el pecho.

No interrumpas las tomas.

No entretengas el hambre meciéndolo, con el chupete o con infusiones. Primero ofrece siempre el pecho.

Si, tras tomar ambos pechos, llora desconsoladamente aunque le ofrezcas que siga, puede que falte leche. Cuando esto ocurre:

- Puedes aumentar la producción del pecho ofreciéndolo con más frecuencia.

- Pero si no es suficiente, puedes suplementar.

El bebé con el ritmo cambiado

En los primeros días de vida, antes de que empiecen los cólicos entre la tercera y la sexta semana, muchos recién nacidos lloran en la tarde-noche porque tienen el ritmo circadiano cambiado. Lo que ocurre es que somos seres diurnos, y el bebé tiene que adoptar ese ritmo que lleva el resto de la familia para que, a la larga, todos estemos bien. Lo normal es comer y consumir más estímulos de día y dormir más de noche.

El hecho de que el bebé adopte ese ritmo es esencial para el descanso de la familia en la que crece. Como hemos visto antes, hay quien solo piensa en el bebé como si únicamente sus necesidades tuvieran importancia. Pero no se dan cuenta de que, si defendemos una crianza en la que el vínculo del niño con sus padres sea muy fuerte (la crianza con apego), su bienestar depende de cómo estén sus cuidadores. No es lo mismo para un bebé crecer con una familia descansada y de buen humor que hacerlo con un clan de zombis agotados y de mal humor.

La producción de leche del pecho también está definida por el ciclo circadiano de la madre: durante el día produce bastante leche, pero baja la producción desde que anochece hasta la una o las dos de la mañana, y ahí remonta con fuerza.

Esto está muy bien diseñado. En condiciones normales, todos tenemos una mayor proporción de sueño profundo en las primeras horas de la noche. El resto de la noche son ciclos cortos con más proporción de sueño activo y superficial. La producción de pecho baja en las primeras horas de la noche para permitir a la madre descansar esas horas de sueño profundo. Imagina que todo va bien: el bebé deja a su madre descansar esas primeras horas reparadoras, pero la madre se despierta, incómoda, porque tiene el pecho tan lleno que necesita vaciarlo. Para evitar que esto ocurra, coincidiendo con el pico de melatonina que nos induce a dormir, la producción de leche materna baja durante unas horas.

Si un bebé tiende a dormir demasiado durante el día, vaciará poco el pecho cuando más leche había; como resultado, se acumulará factor de inhibición de la lactancia y se reducirá la producción, porque el organismo interpreta que sobra leche.

Cuando anochezca la producción bajará. Si entonces el bebé se espabila, después de descansar mucho de día y comer poco, tendrá mucha hambre en el momento en que menos leche hay, y comerá con ansiedad intentando conseguir de golpe una mayor cantidad de leche, lo que hará que la barriga se llene más deprisa, aumentando la presión. Tragará más gases al comer con tanta ansiedad, lo que hará que también suba el volumen y la tensión del abdomen. El niño empezará a estar incómodo y no terminará de comer tranquilo. Como ha dormido mucho y ha comido poco durante el día, enseguida volverá a pedir. El pecho ya no tendrá cantidad suficiente de leche, y él seguirá comiendo con ansiedad, tragando cada vez más gases, provocando más presión y sin saciar el hambre.

En este punto es cuando los padres aparecen por primera vez en urgencias y a su bebé se le diagnostica cólico del lactante. Hay una mezcla de hambre insatisfecha y dolor por el aumento brusco de la presión abdominal. También es frecuente que se le aplique el tratamiento estándar: la sonda rectal. Hay cierta mejora, pero el bebé sigue llorando porque tiene hambre y no hay suficiente leche materna en ese momento.

Reajustar el ciclo circadiano del bebé

La solución es sencilla.

Posiblemente esta crisis de llanto no cederá hasta que reciba leche suficiente. A veces, si se le sigue ofreciendo constantemente hasta que a la una o las dos de la mañana remonta la producción de leche, el niño aguanta sin llegar a un llanto inconsolable y sin necesidad de darle un suplemento.

Pero si el llanto no se calma ni aunque se le ofrezca constantemente el pecho, hay que ofrecerle ese suplemento. Si tienes leche materna guardada, es un buen momento para usarla. Si no es así, te recomiendo que le des leche artificial. Debe comer tanta como quiera hasta saciarse.

Para evitar que esto se repita o para que suceda lo menos posible, recuerda al día siguiente ofrecerle con más frecuencia el pecho, de modo que, si pasa más de dos horas sin pedir durante el día, despiértalo para que coma. Así lograrás que, en pocos días, el bebé coma más cuando más leche hay (de día), aumentando la producción del pecho y llegando a la hora en la que la producción baja con más sueño y menos hambre.

Otra acción importante para ajustar el ciclo circadiano es modular la luz. La iluminación ambiental es lo que al final acabará marcando mejor el ritmo circadiano del bebé (adaptándose al de todos los miembros de la familia). De día debe haber tanta luz como sea posible, y de noche, el máximo de oscuridad.

Este contraste definirá la producción de melatonina, y sincronizará el ciclo circadiano del niño con el nuestro. Cuando este contraste no termina de ser claro, como ocurre en otoño y en invierno, o está incluso invertido, es cuando pueden surgir los problemas.

Para evitarlo, de día debes tener el máximo de iluminación posible y, desde que anochece, poca luz y cálida (no blanca-azul). Nuestro cerebro identifica la luz cálida con el anochecer y sirve para inducir la producción de melatonina. En cambio, la luz blanca-azul es diurna y bloquea la producción de la hormona del sueño.

Otro error en el que se incurre a menudo es tener encendida en el dormitorio, durante toda la noche, una «lucecita de compañía». Al hacerlo no somos conscientes de que puede alterar el ciclo de sueño de todos. Si tienes que encenderla para atender al bebé, hazlo con una luz lo más tenue posible, y apágala en cuanto no la necesites.

El pecho es a demanda. No hay tiempo mínimo entre toma y toma.

Algunos niños tienen tendencia a comer más de noche que de día.

¿Qué hacer para evitar problemas y lograr que el bebé se ajuste al ciclo circadiano de la familia y del pecho?

- No dejes que esté más de dos horas sin comer durante el día.
- Durante el día, es bueno que haya tanta luz en el dormitorio como sea posible.
- Desde que anochece, baja la intensidad y usa luz cálida (no blanca-azul).
- De noche, opta por la oscuridad completa.

Las crisis de lactancia

Oirás hablar de la crisis de las x semanas o de los x meses. En realidad, no hay nada así. No es algo fijo. Existen las crisis de lactancia o crisis de crecimiento, pero no tienen una fecha exacta en todos los niños. Cuando ocurre, algunas familias también lo interpretan como cólicos o gases. Veamos en qué consisten.

Hemos visto que el pecho aumenta la producción de leche si lo vacías más. Cuando un bebé consigue bastante cantidad de leche del pecho, suele estabilizar las tomas, de forma que come tranquilo y las va espaciando.

Pero sigue creciendo, y si en un momento determinado se da cuenta de que ya no es suficiente, siente hambre. Cuando esto ocurre, de repente empieza a comer con más ansiedad, multiplica las tomas y las alarga. Parece como si no hubiera comido nunca. Puede estar más llorón, a veces traga más gases y puede dolerle la tripa.

En este caso, la solución tampoco tiene mucho misterio. Si le dejamos tomar al ritmo que está pidiendo, en veinticuatro o cuarenta y ocho horas aumenta la producción de leche. En cuanto nota que tiene suficiente, el bebé vuelve a tranquilizarse, espacia y acorta las tomas y desaparecen las molestias.

Este proceso puede repetirse una y otra vez cuando nota que necesita aumentar la cantidad de leche. Los niños más comilones lo manifestarán de forma más intensa, mientras que en otros casi no se nota. Así que puedes evitar muchos llantos dejando que el bebé acceda libremente al pecho cuando esto ocurre. La idea que tienen algunas personas de que la frecuencia y duración de las tomas debe ir reduciéndose de forma lineal, conforme el bebé crece, es un error muy típico que genera problemas. Se tiende hacia esa reducción, pero con momentos de aumento transitorio de la frecuencia y duración de la toma para ajustar la producción conforme el bebé crece.

Una crisis de lactancia o crisis de crecimiento es una subida brusca de la frecuencia y duración de las tomas que se produce cuando el bebé nota que necesita más alimento.

Conforme crece, es normal que estas crisis aparezcan de vez en cuando.

Si falta mucha leche puede llegar a producir llanto, pero es consolable si recibe más leche.

Si ofreces tanto alimento como pide, en pocos días aumenta la producción de leche y el bebé vuelve a reducir la frecuencia y duración de las tomas.

Sé flexible.

El error de la pauta fija en las tomas de pecho

En muchos casos, el problema surge cuando te indican que debes seguir un horario de tomas determinado. Te dicen que el recién nacido debe mamar cada tres horas, quince minutos en cada pecho, y que a los dos meses ya debería hacerlo cada cuatro horas y diez minutos en cada pecho. Al parecer, si uno no sigue esta pauta, el pecho no aporta lo que necesita, y hay que evitar darle si el niño pide antes. En caso de que no se calme, debes recurrir a los biberones.

Claramente, esto no funciona así. Sin embargo, durante décadas se ha defendido esta visión de la crianza intervencionista en la que se pretende que los bebés se ajusten a pautas predefinidas por las estadísticas, pero que van en contra de la variabilidad de cualquier ser vivo.

Si intentamos atenernos a esa pauta rígida, cuando el bebé crece y necesita aumentar la cantidad de leche que el pecho produce, pedirá con más frecuencia y querrá vaciarlo durante más tiempo. Recuerda: son las crisis de crecimiento. Pero no le dejas hacerlo al intentar respetar la regla que te han indicado. Así que lo primero que ocurrirá es que el bebé llorará porque tendrá hambre. Será un hambre que no cederá e interpretarás como llanto inconsolable, cuando no lo es. Si le das de comer, se callará inmediatamente.

Además, empezará a comer con más ansiedad, lo que favorece que aparezca el dolor de barriga al succionar más rápido y tragar más gases. Es fácil que le acabes entreteniendo con infusiones o suplementando con biberones que el bebé no necesita.

Aparte de estar generando unos cólicos del lactante «inducidos», lo habitual es que se vayan sumando biberones poco a poco conforme crece y necesita más. No porque el pecho no pueda generar la cantidad suficiente, sino porque no hemos dejado que note que era necesario.

Este es el origen de muchos fracasos de la lactancia materna. No es que el pecho de la madre tenga ningún problema, sino que la pauta que se le ha recomendado no podía funcionar. En muchos casos, quienes defienden esta pauta son abuelas que en su momento fracasaron dando lactancia materna porque les recomendaron esta regla. Pero, incomprensiblemente, siguen apoyando el horario rígido.

Por desgracia, hay profesionales sanitarios que mantienen esta recomendación aberrante sobre cómo dar el pecho, y provocan el fracaso en lactancias deseadas por las madres en las que no había ningún problema más allá de una pauta incorrecta. Sin embargo, si lo permitimos, el bebé comunica al pecho la cantidad de leche que necesita al vaciar con más frecuencia, con más intensidad o durante más tiempo. No tiene otro modo de hacerlo.

Esta regla fija que algunos intentan respetar es absurda. No entienden que un bebé es un ser vivo que se adapta constantemente y tiene sus propios mecanismos para hacerlo. Como las condiciones de su entorno son cambiantes, su necesidad de alimento fluctúa constantemente y el pecho se va adaptando si permitimos que acceda libremente a él.

Si sabes cómo llegaron a definir esa norma fija, entenderás por qué no puede funcionar. La realidad es que, cuando empezó la pediatría, había que construir una nueva especialidad. Y la ciencia se entendía como una sucesión de números. Así que decidieron hacer estadísticas:

- Para saber cuándo y cuánto tiene que comer un bebé, tomamos un grupo amplio de madres con bebés sanos que toman el pecho.
- Decimos a las madres que cada vez que el bebé coma lo apunten y anoten también el tiempo que espontáneamente mama de cada pecho. (La norma aún no existía y se buscaba saber qué hacen los bebés sanos sin interferencias.)

Se recibieron los datos de miles de madres y se hizo la media según la edad del bebé. El resultado fue que, «de media», los bebés recién nacidos toman, más o menos, cada tres horas y unos quince minutos en cada pecho, pero conforme crecen van haciendo tomas más cortas y espaciadas.

El error está cuando, con esos datos, una madre pregunta al pediatra cómo tiene que darle las tomas de pecho a su hijo y este le indica que debe ajustarse a la media. Ni un solo niño sano de los que sirvieron para elaborar la estadística comió exactamente cada tres horas y quince minutos en cada pecho. Unas veces comía más tiempo, y otras juntaba más las tomas.

La guía que usa el bebé es muy compleja y a la vez muy simple. Los bebés traen de serie un sistema muy bien diseñado tras miles de generaciones de prueba y error:

- Si un día hace más frío y gasta más energía para mantener la temperatura, se gasta más glucosa. Al bajar el azúcar en sangre, salta una alarma en su cerebro:

- Tiene hambre, llora y sus cuidadores le ofrecen alimento.
- En cuanto remonta el nivel de azúcar, se tranquiliza. Se le ha quitado el hambre.
• Si no hace caca, tiene la barriga más llena y se sacia antes. Nota una presión que le hace dejar de comer antes.
• Si al día siguiente hace caca, tras comer menos el día anterior, hoy quiere compensar comiendo más y el espacio libre en la barriga se lo permite.

Y así cientos de situaciones diferentes que pueden hacer que hoy tu bebé necesite comer más, o menos. Al final, todo esto se resume en una información clara: Tiene hambre/Ya no tiene hambre. No tenemos una mejor calculadora que esa. Por tanto, si quieres que tu hijo se alimente bien con el pecho y evitar el llanto, olvida el reloj y atiende a su demanda mientras no tengas claros indicios de que no funciona. ¿Cuál sería un ejemplo de que funciona mal? El ritmo día/noche cambiado que hemos visto antes.

Por suerte, la cultura de la lactancia materna está renaciendo, y cada vez hay más madres que tienen las ideas claras y reciben mejores consejos de los que se dieron a sus madres hace una generación. Gracias a esto, el porcentaje de bebés alimentados con pecho y la duración de esa lactancia se está prolongando. Pero en cuanto hablamos del biberón, vuelven los errores.

Las pautas fijas de alimentación que algunos te recomiendan son la media de una estadística a la que casi ningún niño se ajustaba.

Tu hijo es un ser vivo que se adapta constantemente.

Según las circunstancias, es normal que coma más en unas tomas que en otras.

Para regularlo, el bebé cuenta con unos mecanismos muy bien diseñados tras miles de generaciones.

¡Confía en él y olvida las estadísticas!

Malos consejos cuando el bebé se alimenta con biberón

Me asombra seguir escuchando que con el biberón la pauta es fija: que el pecho es a demanda, pero el biberón tiene que respetar sus horas y ajustarse a una cantidad fija porque... Y aquí vamos con la tanda de sinsentidos:

«Si le das antes, le interrumpes la digestión.»
Los bebés tienen un intestino novato. Necesitan tomas muy frecuentes porque su capacidad de extraer los nutrientes de la leche es limitada. En cuanto el flujo de absorción se frena un poco, baja el azúcar en sangre y sienten hambre. Aunque el bebé no ha acabado de digerir por completo la toma anterior, su instinto le dice que reemplace esa leche casi agotada por leche nueva repleta de nutrientes. Come y se activa el reflejo gastrocólico que mueve la tripa para vaciar incluso mientras aún está comiendo. Por eso es muy frecuente que los bebés hagan caca en cuanto comen. O sea, tienen razón: le interrumpes la digestión. Pero lo haces porque es necesario y adecuado. Sucede igual con el pecho que con biberón.

«Con biberón la leche es más difícil de digerir y el bebé necesita más tiempo entre las tomas que con el pecho.»
Esto no tiene ninguna base. Lo que damos a los niños en biberón son leches modificadas que buscan precisamente que su composición se parezca lo más posible a la leche materna. No hay ninguna razón científica para establecer esa pretendida rigidez.

«El biberón provoca que el bebé siga comiendo mientras tenga leche. Si le ofreces a demanda, puede sobrealimentarse y tender a la obesidad.»
Esto es falso y puedes comprobarlo de forma muy sencilla. Ofrece a tu hijo el biberón más grande que tengas,

totalmente lleno. Verás que, al darle un biberón en el que sobra leche, el bebé unas veces come más y otras come menos. Y lo hace porque, en cuanto se sacia, rechaza comer más aunque le insistas. Cuando a un bebé se le limita el acceso a la leche, provocas que su relación con la comida esté presidida por la ansiedad. Si le dejas acceder libremente a la comida, simplemente se autorregula. Este es uno de los primeros pasos para prevenir la obesidad: una buena relación con la comida, libre de ansiedad.

«Se puede empachar.»

Un empacho es la sensación desagradable de tener la barriga muy llena. Todos nos hemos empachado montones de veces en nuestra vida. Pero cuando ocurre, lo único que sucede es que tardas más en volver a tener hambre, y te «desempachas». Es absurdo dejar a un bebé con hambre para evitar que se empache, porque ya tiene el malestar del hambre, que no desaparece si no come. El malestar que acaba teniendo, el empacho, es más pasajero, y además autorregula su demanda de comida, haciendo que cada vez se empache menos.

«Si le das siempre que pida, echará más bocanadas.»

Una bocanada es la salida de leche porque rebosa. Simplemente, el estómago está muy lleno y al moverse el bebé hace presión y se le escapa. No va acompañado de dolor y casi todos los bebés (por no decir todos) echan bocanadas en los primeros meses de vida. Las bocanadas no son un problema. Pero aumentan si un niño come mucha cantidad de golpe y son menos abundantes si toma cantidades más pequeñas. ¿Cómo lograrlo? Si se separan las tomas, el bebé llegará con más hambre a la siguiente y comerá más rápido y más cantidad de golpe. Así que no funcionará y las bocanadas aumentarán. Sin embargo, si se deja que coma en cuanto tenga hambre, el bebé ingerirá más tranquilo y en cantidades más pequeñas durante más veces. Esta segunda opción es mucho mejor.

«Con el biberón hay que dar una cantidad fija.»
Simplemente con el biberón, a diferencia del pecho, puedes medir esa cantidad que el niño come. En realidad, también puedes hacerlo con el pecho si pesas al niño antes y después de cada toma de pecho. ¡No lo hagas! Es una necedad que llegó a recomendarse en alguna época. De nuevo, hay quien te dirá que existe una cifra correcta (150 ml por kilo y día). Otra vez se comete el error de querer imponer la media a todos los niños, cuando ninguno en toda la historia de la humanidad ha comido exactamente esa cantidad todos los días. Algunos comen menos y están bien. Otros comen bastante más y tampoco tienen problemas. Y la mayoría comen unos días algo más y otros días algo menos.

«Si no toma pecho, además de la leche artificial necesita biberones de infusiones o agua sola.»
Cuando se explica a los padres cómo preparar un biberón, se indica la proporción de agua por cada medida de leche en polvo que deben usar. Al hacerlo se considera que sus necesidades de agua y de nutrientes se cubren de forma equilibrada. Estas instrucciones aparecen, además, en las latas de leche en polvo para que no haya errores. Si los niños necesitasen más agua es que nuestro cálculo no está bien, pero bastaría con decirles que preparen la leche más aguada. Eso no es así. Si se diluye un poco más, no hay problema. Sí incide concentrarla más, porque puede provocar deshidratación en algunos niños. El problema añadido de las infusiones y el agua es que complican la situación. ¿Cuándo le darías leche y cuándo agua o infusión? Según

algunos, y vuelven a la carga con el reloj, al cabo de tres horas habría que darle leche con una cantidad fija. Si pide antes, tendrías que entretenerlo con agua o infusión. Si tu hijo tiene hambre y lo «aguantas» con agua o infusión, cuando por fin coma en el momento que lo «autoriza» el reloj, lo hará con más ansiedad, tragando más gases y más comida de golpe. Eso implica una barriga más hinchada y dolor. En cambio, si le das leche siempre que pida, la tomará más tranquilo. Es simple: si le das siempre leche, al bebé se le quitarán el hambre y la sed.

El bebé es quien mejor sabe cuándo y cuánto necesita comer.

Todo lo que contradice esta norma suele ser un error típico de una época en la que se definieron normas sin entender cómo funcionaban los bebés, y que favorecieron la aparición de cólicos del lactante que son claramente evitables.

Interferir en la lactancia a demanda solo tiene sentido cuando esté claramente justificado.

El bebé comilón

Está claro que no todos los bebés son iguales. Los hay que comen más y los hay que comen menos. En unos casos esa calculadora de la que hablábamos (la que regula la cantidad de comida que el bebé pide) parece estar ajustada de forma diferente en otros. Por experiencia, es más frecuente que la gente se preocupe cuando el bebé tiene una calculadora que pide menos de lo habitual que si es al contrario.

Si un bebé come lo que creemos que es «poco», pero está activo, no tiene signos de enfermedad y crece dentro de lo razonable, no debería comer más. Esta preocupación es histórica. Durante la casi totalidad de la evolución de la especie humana, el problema fundamental respecto a la comida era su escasez. Y hasta hace unas cuantas décadas, en España el hambre era algo que podía llegar en cualquier momento. Una mala cosecha ponía al límite a comunidades enteras, y causaba muertes, especialmente entre quienes llegaban delgados a esa situación.

La obsesión de las familias y de los médicos era criar a los bebés tan gordos como fuera posible. Son muchos los que hoy en día, a pesar de que casi nadie recuerda una muerte por hambre en España, siguen intentando que los bebés engorden como sea. El resultado es la obesidad.

No es raro que los países mediterráneos tengamos el honor de encabezar las estadísticas de obesidad infantil en Europa. El motivo es que somos los últimos que hemos pasado de la hambruna a la opulencia, y mucha gente sigue aplicando los esquemas que eran válidos en épocas de hambre en una sociedad que genera obesidad.

En la actualidad, no me preocupan los bebés delgados. Ni siquiera los que están en percentiles muy bajos, siempre que no tengan síntomas de enfermedad. Pero sí me preocupan los gordos. Porque en esta sociedad ser obeso sí empeora la esperanza y la calidad de vida.

Sin embargo, hay una gran diferencia entre la fase de lactancia exclusiva y cuando empezamos con la alimentación complementaria. La fase importante en la que se debe combatir la obesidad es la de la introducción de la alimentación complementaria. Si solo toma leche, no hay que dejar que un niño llore de hambre porque esté gordito. Si lo haces por sistema, estarás favoreciendo que busque la comida con más ansiedad.

Si todos los llantos de un bebé que solo toma leche desaparecen en cuanto le das de comer (y no le duele nada ni tiene gases), significa que no tiene cólicos del lactante. Así que dale de comer, aunque esté gordo y sea un comilón. Por suerte, en este país hay tanta leche como uno quiera. Ya lo introduciremos en la alimentación complementaria de forma que reduzca el riesgo de obesidad.

Mientras tome leche como único alimento, no dejes llorar a tu hijo de hambre, aunque sea un comilón.

Si llora por hambre, incentivas que coma con ansiedad, lo cual a la larga favorece la obesidad.

Para evitar la obesidad en el futuro, la clave está en:

• Evitar que coma con ansiedad.

• Cuando empiece la alimentación complementaria, evitar los hidratos de carbono de absorción fácil.

• Luchar contra el sedentarismo cuando crezca.

Si tiene hambre, ¡dale de comer!

9

Los estímulos que necesita el bebé

Cuando se habla de las necesidades del bebé, este tema suele obviarse pese a la gran importancia que tiene. Mucha gente piensa: «Si acaba de comer, está limpio y a una temperatura agradable, ¿por qué llora ahora en cuanto lo dejo en la cuna?». Entonces se empieza a bombardear a las madres con: «Lo estás malacostumbrando a los brazos», «os ha tomado la medida», «este sabe mucho», «como lo cojas estás perdida» y un largo etcétera.

Cualquier persona privada de estímulos nuevos sentirá un malestar creciente que le pide ver cosas diferentes. Es lo que pasa cuando alguien está enfermo y no puede moverse de una cama o cuando está recluido en una cárcel. Tiene limitada su capacidad de desplazarse para cambiar de entorno y se desespera. Todos tenemos una necesidad de estímulos cambiantes tan intensa como la de comer o respirar.

En un bebé esa necesidad es aún mayor. El sistema nervioso se desarrolla procesando información. Su función es adaptarnos al entorno en el que nacemos. Al bebé le va la vida si logra la mejor adaptación posible a ese entorno. Y el ritmo al que se desarrolla su cerebro es muy intenso, así que precisa de muchos estímulos. Si a esto unes que el bebé no puede buscar esos estímulos por sí mismo, es normal que pida tu ayuda constantemente para cubrir esa necesidad.

Como hemos visto con la comida, si un bebé llora y se calma cuando le tomas en brazos y le paseas o le meces, eso no son gases ni cólicos. No hay dolor mínimamente importante que se quite cuando te entretienen. El bebé lloraba porque su cerebro estaba buscando estímulos con los que trabajar y todos los que había a su alcance estaban ya procesados.

La clave cuando quieres saber por qué llora un bebé es preguntarte: ¿cómo se calma? Si lo hace comiendo, es hambre. Si deja de llorar al darle estímulos, es que su cerebro no estaba recibiendo los que necesita para desarrollarse.

> El cerebro del bebé se desarrolla interactuando con el entorno.
>
> Cuando no recibe estímulos nuevos, aparece una sensación desagradable que le incita a buscarlos.
>
> No tiene capacidad de conseguirlos por sí mismo, por lo que llora.
>
> Es tan importante cubrir esta necesidad como darle de comer.
>
> Hacerlo no es malcriarlo, sino atenderlo.

Si le das siempre lo que pida, será un consentido

Esta es una de las frases que más me gustan. Educar a un hijo es importantísimo. Es una de las labores más difíciles que realizaremos en la vida y es muy necesaria, pero si tu hijo tiene pocos meses, aún no toca educarlo.

Por ahora, su cerebro es muy elemental. No tiene capacidad de hacer estrategias. Ni siquiera entiende algo tan simple como las causas y los efectos. No puede prever el resultado de sus acciones. Simplemente interacciona contigo manifestando necesidades biológicas básicas cuando no se cubren. Además, lo hace de una forma muy genérica: llorando para todo.

En los primeros meses de vida, la labor de los progenitores es intendencia pura. El bebé llora y tú debes plantearte qué necesita para simplemente dárselo. Así que dejarle llorar sabiendo qué necesita y no dárselo es tan absurdo como que tú sientas dolor al tocar la plancha, veas que te estás quemando y decidas no retirar la mano. No cubrir las necesidades de un bebé no es educarlo, es desatenderlo.

Si le dejas llorar cuando sabes que cesaría el llanto si suples sus necesidades, simplemente hará que suba su nivel de estrés (y el tuyo), generarás un malestar cada vez mayor. Hay niños que tienden a llorar mucho y con intensidad porque solo así consiguen lo que necesitan.

¿Significa eso que nunca debes dejar que tu hijo llore, pida lo que pida? ¡No! Todos los niños lloran. A todos les dejamos llorar antes o después. La cuestión es para qué.

Si un día tu hijo de dos años te pide el cuchillo de cocina para jugar con los primos a los gladiadores, evidentemente le dirás que no. Y puede llorar, revolcarse por el suelo, darse cabezazos contra la pared, vomitar... Pero ¿verdad que no le darás el cuchillo?

La educación consiste en decir que no a un niño cuando lo que pide le perjudica. Pero en la edad en la que hablamos de cólicos del lactante, un bebé no pide cosas que le perjudican. Pide lo que necesita. Es así de básico. En esta etapa, no cubrir sus necesidades provoca llantos evitables y un nivel de estrés que puede generar otros problemas.

Por ejemplo, cuando estamos nerviosos aumenta la acidez de estómago. Un niño cuyas necesidades no se están cubriendo bien, está más estresado y, por tanto, tiene más tendencia a hacer reflujo ácido. Hemos pasado de un llanto que era consolable a uno inconsolable que necesitará medicación para ser revertido.

Evolución de la necesidad de estímulos en los primeros meses de vida

Durante el embarazo, el sistema nervioso del feto ya se está desarrollando. Dentro del útero recibe estímulos como el sonido o el tacto. Pero desde el nacimiento es una explosión. Los primeros días recibe muchos más estímulos de golpe. Entre eso y el esfuerzo del nacimiento el bebé no los demanda. Necesita dormir. Está agotado.

Pasan los primeros días, y el hambre entra en escena con fuerza. Debe vaciar el pecho con mucha frecuencia para que la madre aumente la producción de leche hasta suplir su falta de comida. Al mismo tiempo que le dan de comer, el bebé está en contacto con su madre (tacto, olor y gusto en la boca), ha cambiado de lugar (lo que le da una visión diferente), etcétera. Está recibiendo información diferente cada vez que come. Y como no para de pedir comida, su necesidad de estímulos parece estar cubierta sin problemas.

Tras las primeras semanas:

• El pecho produce suficiente leche, el estómago del bebé tiene más capacidad y las tomas se espacian.
• Como el bebé ya sabe succionar y tiene más fuerza, el pecho está mejor formado para drenar con más facilidad y las tomas se acortan.

El resultado es que cada día el bebé se cubre la necesidad de comida con menos tiempo. El descanso también está cada vez más resuelto con menos horas al día. Así que ahora dispone de más tiempo para dedicarse a explorar su entorno y desarrollar su cerebro con esa interacción.

A partir de entonces, veremos que pasa más tiempo despierto y sin hambre y se dedica a mirarlo todo. Suele ser en esta etapa cuando ya llora aunque no quiera comer, simplemente para que lo cojas, lo pasees o juegues con él. Sigue teniendo una habilidad nula para desplazarse o cambiar de postura, con lo que su posibilidad de buscar estímulos nuevos cuando agota los que tiene a su alcance está muy limitada.

Su cerebro es muy simple. No piensa «voy a llorar para que mi madre me coja». Lo que ocurre realmente es que, al agotarse los estímulos, empieza a sentir un malestar creciente porque ha dejado de recibirlos y llora. Tú le escuchas, lo coges; él cambia de postura, el contacto y la visión son distintos; le hablas, te huele... y se calla porque ha recibido lo que necesitaba: estímulos nuevos.

Lo dejas en tus brazos un rato y te sientas con él. Pasan un par de minutos y vuelve a llorar. Con él en brazos te levantas y solo con eso vuelve a callarse. No le duele nada. Ha vuelto a cambiar de postura, su visión desde esa posición ha cambiado, se está moviendo... Estímulos nuevos.

Decides quedarte de pie con él en brazos. Pasan un par de minutos y llora de nuevo. Empiezas a pasear y a mecerle y cede otra vez el llanto. Estímulos nuevos. Sigues meciéndolo y caminando por la habitación con él, pero unos minutos después vuelve a llorar.

Lo cambias de estancia, sales a la calle... Estímulos nuevos y se calla, hasta que va agotándolos y pide otro y otro... Así de entretenido es un bebé. No te ha tocado el malo. Todos son así. Pero algunos más que otros.

Los bebés de alta demanda

Del mismo modo que hay bebés comilones que tienen una necesidad de alimentarse fuera de lo normal, los hay de alta demanda que solicitan más estímulos de lo que resulta razonable para la mayoría.

No hay una barrera exacta entre lo normal y lo llamativo. De hecho, depende mucho de la apreciación de los adultos. Hay progenitores para los que cualquier niño es de alta demanda, porque esperan que actúe como un muñeco de plástico. Y otros para los que hasta el más activo parece normal. Es muy subjetivo.

Lo más llamativo de los bebés de alta demanda suele ser su poca necesidad de dormir durante el día.

Se dice que es normal que un bebé de entre uno y tres meses duerma y coma. Es el bebé ideal. Hay algunos que, tras haber comido, pueden pasar casi todo el día sin dormir. Los hay que son capaces de estar trece horas seguidas (desde la mañana hasta la noche) sin una triste siesta de más de quince minutos. Entre este bebé y el que solo come y duerme durante todo el día hay una amplia gama. Lo que suele definir a los bebés de alta demanda es la forma en que se relacionan con las otras dos necesidades básicas: comer y dormir.

El bebé de alta demanda, cuando tiene hambre, no puede esperar un segundo. Quiere comer y su llanto pasa, en cuestión de segundos, de cero a cien en intensidad. Por eso también es catalogado como «niño intenso». Pero luego toma un poco y enseguida, si hay algún estímulo alrededor, interrumpe la toma para prestarle atención. En cuanto lo procesa, si le has quitado la comida te la pide llorando, pero da unas cuantas chupadas y, como haya otro estímulo, se suelta y lo busca. Sus tomas son, por tanto, muy caóticas. Pero si le dejas con la fuente de comida a su alcance y que atienda a los estímulos a su ritmo, se coordina muy bien y hace las dos cosas a la vez.

En cuanto al sueño, pasa un poco lo mismo. Como todos, necesita descansar. Pero se pelea para no hacerlo. Ves que está reventado, que no puede más y se pone irritable. Una parte de su cerebro pide desconectar un rato, pero hay otra que quiere seguir procesando estímulos. La única forma de que acabe haciendo una siesta es saturarlo de estímulos: por ejemplo, cogerlo en brazos y mecerlo.

Si al final se duerme, es muy habitual que en cuanto lo sueltes se despierte. Si te quedas con él en brazos, a veces puede hacer una siesta de una hora o más, porque mientras sigue en tus brazos recibe estímulos por contacto, olor, tus movimientos..., y puede seguir durmiendo. Pero como al soltarlo pierde la fuente de estímulos, la parte de su cerebro que pide estímulos salta en alerta y se acabó la siesta.

Si tu hijo es así, es muy posible que te hayan dicho que llora mucho porque tiene cólicos. No es verdad. ¿Qué dolor se quita de forma inmediata si paseas al bebé o lo cambias de postura, o simplemente cuando le das estímulos nuevos? El problema es que, para cubrir sus necesidades, resulta agotador. Y encima, si con uno normal el entorno no entiende que los bebés necesitan estímulos, con este la situación empeora: «Eres la peor madre del mundo. Lo has malcriado».

De modo que, si tienes un bebé de alta demanda, necesitas tener claro que:

- Viene así de fábrica. Tú no has hecho nada mal. Te podía haber tocado un bebé tranquilo, pero te ha tocado el espabilado.
- En realidad, los bebés de alta demanda no tienen un problema, sino una ventaja. Se desarrollan más rápidamente desde el punto de vista neurológico, lo cual es bueno. Pero para hacerlo, consumen estímulos a un ritmo que es difícil de suministrar.
- El hecho de no cubrir esa necesidad de estímulos no hará que se acostumbre, sino que llore cada vez con más intensidad para pedir lo que necesita. De modo que la solución está en buscar la forma más llevadera de darle lo que pide: es decir, portearlo. El porteo es la práctica de crianza que consiste en llevar al bebé contigo en tus tareas cotidianas mediante un sistema de sujeción como el fular o la mochila portabebés.
- Con el tiempo, la situación mejora en cuanto:
  – Sus necesidades son cubiertas adecuadamente. Esto

hace que el bebé baje la intensidad de sus reclamaciones y esté cada vez más tranquilo.

- Consigue desplazarse. Dado que su desarrollo es más rápido, el bebé de alta demanda suele sentarse, gatear y caminar antes, con lo que también alcanza antes la autonomía para explorar por sí mismo sin que tú tengas que facilitarle estímulos constantes.
- Suele mejorar mucho en cuanto es escolarizado o si ha tenido la suerte de nacer en una familia numerosa donde hay otros niños liándola constantemente a su alrededor.

Consideramos que un bebé de alta demanda tiene un llanto consolable, porque si le proporcionas suficientes estímulos, el llanto desaparece. El porteo es la solución para lograrlo de forma más llevadera.

Estos bebés suelen pasar todo el día en brazos, y eso te impide hacer nada, aparte de atenderles. Una mochila portabebés facilita que el niño se desplace y reciba estímulos cambiantes, al tiempo que te deja las manos libres para hacer otras cosas. Al seguir tu actividad, él recibe estímulos diferentes sin que tengas que estar pensando siempre qué hacer para entretenerle.

Además, es frecuente que al llevarlo en brazos acabes necesitando ayuda del fisioterapeuta. Muchas madres padecen dolores de espalda, de cabeza, tendinitis del hombro, epicondilitis del codo y síndrome del túnel carpiano. La única posibilidad de librarte es que uses la mochila tanto en casa como cuando salgas a la calle.

Llamamos «bebé de alta demanda» al que destaca por:

- Su poca necesidad de dormir de día.
- Su gran intensidad cuando pide algo.
- Un desarrollo neurológico más rápido.

- Una necesidad de estímulos mucho más marcada.

- Un llanto muy frecuente y potente que cede en cuanto recibe estímulos nuevos.

El bebé mejora cuando:

- Cubres su necesidad de estímulos. Para ello, es muy útil portearlo.

- Es capaz de desplazarse por sí mismo para buscar estímulos. Lo consigue antes de lo habitual.

10

Los llantos por incomodidad

Un bebé también puede llorar porque algo de su entorno le impide estar a gusto. Algunas de las situaciones más frecuentes son las siguientes:

- Frío.
- Calor.
- Pañal sucio.
- Postura mantenida.
- Ropa que le aprieta demasiado.
- Objetos punzantes.
- Un pelo liado en torno a un dedo, etcétera.

El frío y el calor en un bebé

¿En qué familia no es eso una fuente de polémica? Por cada persona que cree que el niño está poco abrigado hay otra que piensa que está bien y una tercera que opina que debe de tener calor. Seguro que os dan reglas muy variadas al respecto. Yo mismo decía a los padres que el recién nacido tiene que llevar dos capas más de ropa que los adultos y al cabo de un mes, una capa más. Esto se basa en que normalmente los recién nacidos tienen dificultades para mantener su temperatura, lo cual mejora conforme crece.

Sin embargo, el defecto de esta regla es evidente. ¿Y si mamá es friolera y papá caluroso? ¿A quién tomamos como referencia para decidir qué ropa ponerle al bebé? En algunos casos, ese debate no termina ni cuando el niño ya es adulto y se ha emancipado. ¡Todavía hoy, cuando visito a mi madre en invierno, me dice que voy poco abrigado!

La realidad es que el bebé tiene una capacidad menor que los adultos para regular la temperatura de su cuerpo, pero tampoco es nula. Al igual que los adultos, cuando se sale de ciertos límites se siente incómodo, y ya sabes cómo manifiesta su incomodidad: llorando.

Pero ahora volvamos a los mecanismos de adaptación del propio bebé, porque ahí está la respuesta.

Cómo actúa un bebé cuando tiene frío

Para intentar normalizar su temperatura, un bebé que tiene frío hará tres cosas:

- Ahorrar calor reduciendo el riego sanguíneo hacia la piel.
- Reducir su superficie expuesta, encogiéndose.
- Quemar energía en los músculos, moviéndose o tiritando.

Y si con eso no consigue subir la temperatura, llorará por incomodidad hasta que le calientes.

Uno de los signos más evidentes de que un bebé tiene frío es su piel. Si la tiene pálida y moteada es que, para evitar la pérdida de calor, ha reducido el riego sanguíneo. El aspecto moteado se produce porque hay menos sangre de la necesaria para cubrir las necesidades de toda la piel y hay zonas con riego y otras sin él. Parece un panal de abejas con partes más pálidas y otras más coloreadas. Puedes detectarlo cuando sacas al bebé de la bañera y le da frío justo antes de secarlo. Esta falta de riego sanguíneo es más evidente en las extremidades, y por eso solemos ver las manos y los pies fríos y morados.

La postura del bebé también puede mostrar que tiene frío. Para evitar la pérdida de calor, tiende a hacerse un ovillo, a encogerse como cuando estaba en posición fetal dentro de la barriga de su madre. El calor se pierde por irradiación y, cuanto menor es la superficie de contacto con el exterior, menos calor se pierde. Es algo que también hacemos los adultos. Por último, cuando siente que su temperatura es muy baja, quema energía en los músculos tiritando o agitándose.

Así que deja los debates bizantinos y observa al bebé. Si tiene la piel pálida y moteada, está encogido y tiritando, ponle más ropa y abrázalo un rato para que recupere su temperatura. Si al hacerlo deja de llorar, es que estábamos ante otra causa de llanto evitable.

Qué vemos en un bebé que tiene calor

Observaremos lo contrario que en el caso anterior. Cuando tiene que eliminar calor de su cuerpo, el bebé hace lo siguiente:

- Aumenta el riego sanguíneo en la piel y se pone muy colorado.
- Amplía la superficie expuesta, extendiendo los brazos y las piernas.
- Suda para eliminar calor por evaporación del agua.

Lo importante es dejar de discutir y mirar al bebé. Si su piel está colorada es que tiene un riego sanguíneo abundante, que sirve para eliminar más calor por irradiación. Si, además, tiene los brazos y las piernas extendidos, aumenta esta eliminación de calor. El sudor debería ser un signo más que evidente de que le sobra ropa (aunque la mayoría de los bebés no sudan con tanta facilidad como nosotros). Entre otras cosas porque toleran bastante bien las temperaturas altas, especialmente cuando son muy pequeños. Piensa que dentro del útero estaba a unos treinta y siete grados de forma constante.

Para saber si un bebé llora por frío o calor, fíjate en lo siguiente:

- Si está irritable, encogido, tiritando y con la piel pálida y moteada, tiene frío. Abrígalo.
- Si está irritable, estirado, sudando y con la piel muy roja, tiene calor. Quítale ropa y comprueba si tiene fiebre.
- Si al poner o quitar ropa deja de llorar, se quejaba por calor o frío.

El pañal sucio y la dermatitis del pañal

La zona cubierta por el pañal es una parte especial de la piel de los bebés. Está tapada casi siempre, y eso hace que transpire peor y que además se manche con frecuencia de heces y orina que cambian la humedad y acidez de la piel. Estos cambios constantes de las condiciones en esa zona son una agresión que puede dañarla con facilidad. Además, la caca va cargada de gérmenes que, si la piel está dañada, pueden invadirla. Esto empeora cuanto más tiempo tenga el bebé la caca y la orina sobre la piel.

Por eso, una de las causas por las que un bebé llora es que note la piel irritada porque necesita que le limpien y cambien el pañal. Es otro de los motivos del llanto consolable, que además ocurre varias veces al día.

Cómo limpiar la zona del pañal

Cada vez se usan más las toallitas. Y esta es una guerra que tenemos la mayoría de los pediatras. Son muy cómodas. Cada vez están mejor diseñadas y llevan sustancias no irritantes y que buscan cuidar la piel. Pero es complicado limpiar bien y proteger en un solo paso. Por eso solemos recomendar que uses las toallitas lo menos posible. Solo cuando no dispongas de la mejor opción para limpiar al bebé, que es agua tibia con poco jabón y restregar lo mínimo. Esta opción es mucho menos agresiva que las toallitas. Y, dicho sea de paso, más barata y ecológica.

Si optas por agua y jabón, conviene que este último sea lo más suave posible y en muy poca cantidad. Y, cuanto menos frotes, mejor. Si se le queda un poco de caca pegada en la piel, intenta mojarla bien para desprenderla.

Cómo proteger la zona del pañal con cremas

Cuando la zona del pañal está bien, lo más aconsejable es no aplicar ninguna crema. La propia piel produce sus secreciones, que sirven para protegerse y repararse. Si la piel está bien es porque no necesita otra cosa y, al aplicar crema, puedes alterar algo que funcionaba bien.

Si se irrita, entonces tiene sentido aplicar una crema. Las que más se usan y mejor van son las pastas al agua. Básicamente, son una emulsión de aceite y agua con una alta concentración de zinc, que favorece la regeneración de la piel y genera una capa impermeable que protege.

Si, al aplicar cualquier crema, por fantástica que sea, se irrita la piel, es porque alguno de los componentes de esa crema le va mal a tu hijo. Habría que cambiarla. Del mismo modo, si encuentras una que le va bien, no la cambies.

La irritación por el propio pañal

Los pañales han mejorado mucho, especialmente en su capacidad de absorción. Pero también hay sustancias en ellos que pueden resultar más o menos agresivas para cada niño. Por ejemplo, la celulosa de la que están hechos está blanqueada con cloro, y hay bebés más sensibles a él. Algunos incluso llegan a hacerse alérgicos a la propia celulosa, a los colorantes o a los elásticos del pañal.

Un signo de que el pañal le sienta mal es cuando la piel que está en contacto con este se halla siempre irritada, en especial en las zonas donde roza o aprieta, y quedan sin irritar los pliegues en los que el pañal no toca directamente. Si esto ocurre, la solución es cambiar de marca. Y si pasa con cualquier pañal de celulosa, existen los ecológicos, que están hechos de fibras vegetales.

La dermatitis del pañal por hongos

Una vez que se irrita la piel, esta puede ser colonizada con más facilidad por gérmenes que hay en las heces y aprovechan una piel dañada para invadirla.

Uno de los gérmenes presentes en casi cualquier parte y en la flora de todos los bebés es un hongo llamado «cándida». Suele aprovechar el daño de la piel de la zona del pañal, y para crecer necesita temperatura y humedad constante. El pañal es el paraíso para estos bichos. Lo característico de la dermatitis del pañal por hongos es que se extiende como una mancha roja desde los pliegues de las ingles y los genitales. La sensación que producen los hongos en la piel es de picor y escozor, lo que puede hacer que el bebé esté más irritable.

Suele aparecer con más facilidad cuando la caca es ácida, porque a los hongos el medio ácido les va mejor para crecer que el alcalino. Por eso una de las formas de acabar con los hongos es lavar la zona con agua y un poco de bicarbonato. Sin embargo, el tratamiento más habitual son las cremas especiales con antifúngicos. Se aplican en la parte irritada y sobre ellas pueden aplicarse las pastas al agua. La primera directamente elimina los hongos, y la segunda, protege y favorece la reparación, y mantiene la piel más seca.

Cuando un bebé sufre con frecuencia dermatitis del pañal por hongos, es útil darle además un probiótico concreto: *Saccharomyces boulardii*. Es una levadura buena que tiende a desplazar a la cándida. Dado que la acidez de las heces favorece la aparición de dermatitis del pañal por hongos, cuando estas son recurrentes, no es raro que haya una intolerancia a la lactosa. Porque esa acidez de las heces es precisamente una de sus características más llamativas.

La dermatitis del pañal por bacterias

Además de los hongos, en las heces hay multitud de bacterias. Cuando aprovechan para infectar la piel dañada, su aspecto suele parecerse a las úlceras. Tienden a extenderse con mayor profundidad que los hongos. Es como una zona de la piel con herida.

Habitualmente son más dolorosas que la dermatitis por hongos, y provocan un llanto evidente al limpiar la zona en cada cambio de pañal. Para tratarlas, hay que aplicar cremas de antibióticos, y sobre ellas la pasta al agua.

Como en el caso de los hongos, si la dermatitis por bacterias es muy frecuente, ayuda que cambiemos la flora intestinal por bacterias menos agresivas, como los lactobacilos y las bifidobacterias. Al igual que la dermatitis del pañal por hongos, estas infecciones aparecen con más frecuencia en un bebé que sufre irritación constante de la piel porque presenta alergias o intolerancias alimentarias.

La dermatitis del pañal por alergias o intolerancias alimentarias

Algunas dermatitis del pañal no mejoran con antifúngicos ni con antibióticos. En algunos casos hay infecciones mixtas que si solo se tratan con antibióticos permiten que los hongos se extiendan. También sucede a la inversa: si se tratan con antifúngicos, son las bacterias las que aumentan.

A veces la irritación persiste durante semanas y no mejora ni siquiera con tratamientos combinados. En esos casos, suele haber irritación en torno al ano, que empeora cada vez que el bebé hace caca. Esto sucede cuando en las heces hay restos de algún alimento al que el niño es alérgico.

Pero esta irritación de la piel al final del intestino es la parte que vemos, porque, si la piel está irritada, imagina cómo está la mucosa intestinal. Es frecuente que en estos casos veamos moco en la caca y a veces incluso hilos de sangre. Cuando esto ocurre, debemos buscar alimentos en la dieta de la madre (si toma lactancia materna) o componentes de la leche (si toma lactancia artificial) que puedan estar generando este problema. Lo abordaremos con más detalle en la sección sobre alergias e intolerancias alimentarias.

Solo en estos casos, hasta que se elimina totalmente de la dieta ese alimento, puede ser útil aplicar cremas de corticoides en la zona irritada. Pero siempre observando cómo evoluciona, porque los corticoides pueden favorecer el crecimiento de hongos.

Un bebé puede llorar si tiene la piel irritada, sobre todo la zona del pañal.

Si llora y el origen es una irritación en la zona del pañal, lo notarás porque el llanto empeora cuando lo limpias.

Hay varios tipos de dermatitis del pañal:

- Por hongos: La irritación de la piel se extiende desde los pliegues de las ingles y los genitales. Puede tratarse con cremas de antifúngicos, pasta al agua, lavados con agua y bicarbonato y probióticos tipo levadura.

- Por bacterias: La irritación es en forma de úlceras. Se trata con cremas antibióticas, pasta al agua y probióticos bacterianos.

- Por alergia al pañal: La irritación aparece en las zonas de roce del pañal, respetando los pliegues. No mejora hasta que cambias de pañal. Hay que valorar el uso de pañales ecológicos.

- Por alergia alimentaria: Se daña sobre todo la piel en torno al ano, aunque puede reaccionar toda superficie que contacte con las heces. Mejora con corticoides, pero ante todo hay que identificar y eliminar el alérgeno.

La postura mantenida

Resulta llamativo que un bebé llore y se calme en cuanto lo coges en brazos. Hemos hablado ya de la necesidad de estímulos y de cómo esta simple acción la cubre. Pero, además, tiene otro efecto: alivia la incomodidad que supone estar en una misma postura durante mucho tiempo.

Si, tras una intervención quirúrgica, el médico te indica que no puedes moverte de la cama durante tres días, ¿sabes cómo te sentirás tras horas sin salir de la cama? Muy incómodo. Hasta el colchón más confortable del mundo empezará a estorbarte, porque cuando mantenemos una presión constante sobre una zona de la piel se reduce el riego sanguíneo. En los ancianos que no pueden levantarse de la cama esto llega al punto de producir escaras, que son muy dolorosas. También es habitual tener contracturas. Los músculos están pensados para producir movimiento y, si pasas mucho tiempo sin que puedan hacerlo, empiezan a molestar porque necesitan activarse y desactivarse.

El bebé, sin llegar a esos extremos, tiene tan poca movilidad que no es capaz de cambiar de postura, y eso hace que si permanece mucho tiempo en una misma posición empiece a quejarse por incomodidad. Esta cede en cuanto le cambias de postura, cosa que ocurre, por ejemplo, al cogerlo en brazos.

Hasta aquí, son todas causas muy comunes de llanto. Sin embargo, puede haber llantos muy llamativos por motivos que cuesta imaginar, como los siguientes tres casos reales que he visto en consulta:

- Ropa que aprieta demasiado. Los niños crecen rápidamente (unos más que otros) y, en los primeros meses, enseguida les queda la ropa pequeña. A veces alguna prenda les va tan estrecha que puede resultar incómoda, especialmente los bodis. Se manchan mucho y hay ocasiones en las que tenemos que usar los que les quedan pequeños. Así que, si ves a un bebé irritable, no encuentras otra causa y el bodi le queda tirante, prueba a cambiarlo.
- Objetos punzantes. Otro motivo de llanto en bebés es tener un imperdible que sujeta algún objeto a su ropa. Ese imperdible puede abrirse y pinchar al niño. Es un ejemplo del tipo de objetos que debemos evitar en su ropa, como la joyería, porque suponen riesgos y ningún beneficio.
- Un pelo liado en torno a un dedo. En varias ocasiones, he visto un cabello de la madre liado en un dedo del pie o de la mano del bebé, estrangulándolo.

Si tu bebé tiene un llanto inconsolable y no es habitual en él, quítale toda la ropa y busca por su cuerpo si algo le daña.

11

Los llantos relacionados con el sueño

Con tal de cubrir las necesidades del bebé, hemos repasado la alimentación y los estímulos. También hemos hablado sobre cuestiones que pueden generar incomodidad. Pero, en estos primeros meses de vida, otro aspecto que a mucha gente le preocupa son los problemas de sueño. Especialmente cuando el patrón de sueño no responde a las expectativas en varios aspectos:

- Le cuesta dormirse.
- Se despierta con frecuencia.
- No para de moverse y hacer ruidos durante el sueño.
- Tiene el sueño cambiado.
- Duerme poco.

Le cuesta dormirse

Hay niños que pelean para no descansar. Ves que se caen de sueño, pero hacen todo lo que pueden para evitar dormirse. Cuando esto ocurre, es frecuente que el bebé esté irritable hasta que se duerme o que, si finalmente no lo hace, esté irritable hasta que unas horas más tarde acabe descansando.

Para que un niño se duerma debe tener cubiertas sus otras

necesidades: que no tenga hambre, esté bien estimulado y que nada le incomode. Cuando le da sueño y todo esto se cumple, el bebé se duerme sin más.

Instintivamente, cuando ves al bebé con sueño, tiendes a cogerlo en brazos y alimentarlo. Ya está recibiendo estímulos y comiendo, de modo que, con frecuencia, en cuanto ambas necesidades se han cubierto, el bebé acaba durmiéndose en brazos de quien le alimenta.

Hay ocasiones en que ha comido y tiene sueño, se pone irritable, pero no se duerme. En esta situación, la mayoría de las personas decide mecerlo y pasearlo. Con ese movimiento, lo saturamos de estímulos. Cuando llega al nivel que necesitaba, se duerme.

Como ves, hacemos muchas cosas que funcionan por instinto. Por eso, cuando te regañan por «malacostumbrar» al niño, pero tu instinto te dice que es la solución, suele ser lo que funciona.

Si tu hijo tiene sueño y llora pero no consigue dormirse, prueba lo siguiente:

- Cógelo en brazos y aliméntalo. En la mayoría de los casos, al suministrar simultáneamente alimento y estímulos, acaba durmiéndose en cuanto tiene suficiente de ambos.
- Si rechaza el alimento, mécelo y paséalo para que reciba estímulos. Si esto ocurre con frecuencia, casi cada noche, es signo de que durante el día estamos aportándole menos estímulos de los que necesita.
- Si así tampoco se duerme, busca si hay algo que le incomoda.

Se despierta con frecuencia

Durante las primeras semanas de vida, los bebés suelen alimentarse con el mismo ritmo de día y de noche. Piden con mucha frecuencia, especialmente si toman pecho, porque tienen que estimular la producción de leche.

Sin embargo, conforme pasan las semanas, lo normal es que el ritmo de las tomas se vaya espaciando. Si al cabo de un tiempo, esto no ocurre o vuelve a despertarse cuando ya dormía más de noche, hay varios motivos.

Los casos extremos de necesidad de comida

Cuanta mayor necesidad de alimento tenga el bebé, mayor frecuencia tendrá en las tomas tanto de día como de noche. Y si no es suficiente, llorará porque tiene hambre, comerá con ansiedad e incluso acumulará más gases.

Esto lo vemos más en niños con un peso extremo:

- El bebé que nace con un peso de cuatro kilos o más. Es evidente que cuanto mayor es más recursos consume, tanto en energía como en material de construcción. Necesitará más leche y el pecho de su madre parte del mismo sitio. Tras el nacimiento, no produce nada y tiene que pasar a cubrir todas sus necesidades, cuando el niño ya ha alcanzado el peso normal de un bebé con un mes de vida. Esto implica que el pecho dispone de unos días para hacer la adaptación que la mayoría de los pechos realizan en un mes.

- El bebé que nace con una longitud normal (en torno a los cincuenta centímetros), pero un peso claramente por debajo de los tres kilos. Este niño ha ido creciendo bien durante todo el embarazo, pero en las últimas semanas la placenta ya no aportaba suficientes nutrientes. Ha pasado hambre al final de la gestación. Tras sentir falta de alimento dentro de su madre, tiende a pedir con más ansiedad. Estos bebés suelen ser muy tragones y fuerzan al pecho para que aumente rápidamente la producción, tomando con frecuencia y ansia.

Puede resultar agotador conseguir que el pecho aporte la cantidad que el bebé necesita, especialmente durante la noche. Pero hay dos medidas que pueden facilitar este proceso:

- Intenta que coma más de día. No pierdas ninguna ocasión, ni le entretengas con chupete o manzanilla. Ofrece el pecho a la mínima oportunidad, en cuanto esté activo.
- Dale suplemento en algunas tomas, si el pecho resulta claramente insuficiente.

Para que la suplementación no ponga en riesgo la lactancia materna, es importante:

- Ofrecer el pecho con mucha frecuencia.
- Siempre primero el pecho.
- Suplementar solo en los casos en que el niño ha tomado los dos pechos, pero sigue teniendo hambre.
- Si con el pecho se sacia, ofrece solo el pecho, aunque vuelva a pedir al cabo de poco rato.
- En caso de necesitar el suplemento, dale hasta que se sacie.

Hay una prueba infalible para saber si el hambre provoca el llanto nocturno: Si le das suficiente leche, se calla. Si el niño se calma comiendo, la causa del llanto no es el dolor.

Un bebé puede llorar de noche por hambre, y eso ocurre con más frecuencia en los bebés que:

- Nacen con un peso mayor de cuatro kilos.

- Nacen largos pero delgados.

Para saber si la causa de su llanto nocturno es el hambre, prueba a alimentarlo. Si comiendo lo suficiente se calma, es hambre.

Las molestias nocturnas

Una vez que el bebé tiene alimento suficiente y un buen ritmo día/noche, la frecuencia de las tomas nocturnas suelen reducirse progresivamente. Si esto se tuerce en los primeros meses de vida del niño, puede ser por una crisis de crecimiento: el bebé necesita aumentar la producción del pecho porque ha crecido y pide con más frecuencia a todas horas.

Sin embargo, en ocasiones vemos que no se despierta para pedir comida, sino porque tiene molestias evidentes que no se pasan ofreciéndole alimento. Hay tres causas frecuentes de esas molestias nocturnas que no tienen que ver con la barriga (y, por tanto, se dejan fuera de los cólicos del lactante):

- El dolor de oídos. En un bebé, la acumulación de moco suele causar dolor de oídos. Así que, en este caso, destacará por tener moco abundante. Y la otra, que es la más obvia, porque llora cuando le aprietas en el oído. La característica de esta otitis por acumulación de moco a presión es que duela más cuando el bebé lleva un rato tumbado, porque en esa posición el moco cae hacia atrás y se acumula en el oído. Además, cuando lo tenemos un rato incorporado, el dolor de oído mejora al vaciarse y bajar la presión. En bebés pequeños, una otitis debe ser valorada por el pediatra.
- La salida de dientes. Si hay algún comodín al que se achaquen los llantos de un bebé después de los gases, son los dientes. Cualquier persona que vea a un niño de menos de cuatro meses irritable, lo achacará a una de esas dos causas. Además, a los dos meses de vida, la mayoría de los bebés empiezan a llevarse las manos a la boca constantemente. Pero no tiene nada que ver con los dientes. Es parte del desarrollo normal del niño. Responde a una forma de conseguir estímulos por sí mismo y un paso previo a la alimen-

tación complementaria. Sin embargo, mucha gente, en cuanto ve al niño con la mano en la boca y saliva abundante, echa la culpa a los dientes. Si además está más inquieto de noche, son los dientes. Los hay que pasan muchos meses con la mano en la boca y mucha saliva antes de que salga un diente. A veces la gente acierta y hay un diente asomando en la encía. Pero es importante concluir que pueden ser los dientes solo si lo ves saliendo de la encía. Los primeros en salir suelen ser los dos incisivos centrales inferiores. No es fácil verle la encía a un bebé. Cada vez que le abres la boca tiende a sacar la lengua por encima de la encía, ocultándola. A veces la forma más efectiva es introducir tu dedo en su boca con cuidado y ver si notas la punta del diente.

- La mucosidad y la congestión nasal. La nariz de un bebé es muy estrecha y se tapona con facilidad. Por otra parte, solo respira por la boca cuando no le queda otro remedio. Esta combinación hace que si un bebé produce moco o su nariz se congestiona, enseguida lo notemos. En algunas ocasiones, simplemente hace un poco de ruido al respirar. Pero otras veces la dificultad es más intensa e impide que el bebé descanse. Lo primero que debes hacer es humedecer: mojar la nariz. Para eso, si no sale moco pero tiene la nariz taponada y le impide descansar, échale una gota de suero fisiológico en cada orificio nasal. Si con eso mejora al cabo de cinco minutos y ya descansa bien, ahí termina. Esto, que llamamos «rinitis seca del lactante», es algo muy frecuente en los primeros meses de vida, porque el bebé ha pasado de tener siempre mojada la nariz en el interior de su madre a un ambiente más seco y con cambios de humedad y temperatura. Él intenta compensar esos cambios congestionándose, y esa congestión es más llamativa de noche porque el dormitorio (con colchón, ropa de cama, alfombras, cortinas) reseca mucho el ambiente y suele ser una de las habitaciones más secas de la casa. La diferencia con un catarro es que el resfriado puede durar unos cuantos días y luego desaparece, mientras que esto puede prolongarse durante muchas semanas y en algún caso varios meses. Otra diferencia es que con un catarro el moco cae con facilidad de la nariz, mientras que en la rinitis seca notas mucho atasco, pero poco moco.

Estas son las causas de llanto por molestias más frecuentes en bebés que no tienen un origen en el abdomen:

- Dolor de oídos: Si presionas en el oído, el llanto aumenta.

- Dolor de dientes: Hay un diente que está rompiendo la encía. Los primeros suelen ser los dos incisivos centrales inferiores.

- Dificultad para respirar: Notas moco o congestión que le impide respirar con normalidad.

No para de moverse y hacer ruidos durante el sueño

La mayoría de la gente piensa que los bebés dormidos están quietos, como en una foto. Pero, en realidad, el sueño del bebé tiene dos fases claramente diferenciadas:

- El sueño tranquilo. Es el equivalente al sueño profundo reparador (no REM) de los adultos. Suele concentrarse en las primeras tres o cinco horas de sueño, en las que el bebé está tranquilo y casi no se mueve.
- El sueño activo. Esta es la parte con la que la mayoría de la gente no cuenta, y es más frecuente durante la segunda parte de la noche. Equivale al sueño REM (de movimiento rápido de los ojos), una fase de sueño de gran actividad cerebral en la que habitualmente soñamos. El bebé no deja de moverse y hacer ruidos. Todos lo hacen.

Mucha gente interpreta este tipo de sueño de la segunda fase de la noche como molestias. Pero se repite noche tras noche. Algunas veces es más llamativo que otras, pero todas las noches ocurre. Hay niños en los que esto es más intenso y padres con sueño más ligero que lo notan más. Pero en todos los bebés vemos esta clara diferencia entre la primera y la segunda parte de la noche. El niño, a pesar de los ruidos y movimientos constantes, sigue dormido y no es necesario que hagas nada, porque es parte del sueño normal y no cambiará.

La primera parte de la noche el bebé suele tener un sueño profundo y tranquilo.

Pero, en la segunda fase, todos los bebés suelen estar más activos, moviéndose y haciendo ruidos sin parar.

No lo interpretes como una señal de que algo va mal. Es así en todos los bebés.

Tiene el sueño cambiado

Conforme pasan las semanas, incluso en estos bebés, lo normal es que las tomas nocturnas se vayan espaciando más que las diurnas, si el ritmo día/noche está bien definido. Como hemos visto antes, los niños que tienen este ritmo cambiado suelen pedir alimento con más frecuencia de noche que de día. Hay dos medidas para revertirlo fácilmente:

- Ofrecer con más frecuencia alimento y estímulos durante el día.
- Mantener de día tanta luz como sea posible, y asegurar una oscuridad completa de noche.

Duerme poco

La idea que tenemos sobre el tiempo que un bebé debe dormir no se ajusta a la realidad. Hay muchísima variabilidad. De nuevo, el error son las estadísticas. Si hablamos de medias, un bebé de un mes dormiría unas dieciséis horas diarias o más. Se despierta para comer con frecuencia, pero en cuanto se sacia, se queda dormido. El rato que dedica a captar estímulos se va ampliando de forma paulatina y hace que el número de horas de sueño diario descienda poco a poco. Pero básicamente consume los días entre comer y dormir.

Cuando pasas a la realidad la cosa cambia. Hay niños que en esta edad son absolutas marmotas —duermen más de veinte horas diarias— y otros que pueden pasar trece o catorce horas despiertos del tirón con alguna siesta muy corta, de menos de media hora.

Antes he mencionado a los bebés de alta demanda, y precisamente esta es una de sus características más evidentes: duermen muy poco durante el día para cubrir una necesidad de estímulos muy marcada. No duermen más porque no lo necesitan.

La diferencia con el niño que no duerme más porque tiene molestias es evidente. El bebé de alta demanda puede llorar mucho y con gran intensidad, pero su llanto cede en cuanto recibe estímulos nuevos. En cambio, un bebé con dolor no dejará de llorar porque le entretengas. Solo lo hará si calmas ese dolor.

Esta escasa duración del sueño en los bebés de alta demanda es un motivo de preocupación para muchas familias, no por el agotamiento que supone atenderlos de forma ininterrumpida durante tantas horas, sino porque temen que el niño no descanse lo suficiente y eso afecte negativamente a su desarrollo cerebral.

El sueño es esencial para ese desarrollo, pero en este tipo de niños no es un problema. No tiene molestias que le impidan descansar. Simplemente, no necesita más horas. El día tiene veinticuatro horas y de forma espontánea el bebé está asignando ese tiempo a cubrir sus diferentes necesidades lo mejor que puede. Esa asignación varía día tras día, de forma que si en algún momento precisa dormir más, nadie se lo impide. No lo hace porque no lo necesita.

Las horas de sueño de un bebé según su edad es una media. En la realidad, hay grandes diferencias entre los niños.

El caso más llamativo (por lo poco que duerme) es el bebé de alta demanda. Su prioridad es procesar tantos estímulos como puede, y asigna más horas a esta tarea que a dormir.

Esto no afecta negativamente a su desarrollo.

¿Cómo se diferencia del bebé que necesita dormir más pero no puede hacerlo por dolor?

- El bebé de alta demanda llora, pero se calma cada vez que recibe un nuevo estímulo.

- El bebé que tiene dolor no deja de llorar hasta que este desaparece espontáneamente o se logra que remita tratando su causa.

12

Un equilibrio en constante ajuste

Recapitulemos todo lo que hemos visto hasta ahora. Según la definición de «cólico del lactante», este problema es una crisis de llanto sin consuelo en un bebé con menos de cuatro meses de vida, que por lo demás consideramos sano. Suele atribuirse a dolor abdominal.

Este es el esquema que se sigue enseñando a los nuevos pediatras:

- No se sabe por qué unos lo sufren y otros no.
- No es grave. El bebé está sano.
- Desaparece solo, antes de los cuatro meses.
- No hay nada que realmente sirva.
- Es importante tranquilizar a la familia.

Yo mismo empecé a plantearme que había bebés que sufrían, y familias que buscaban respuestas en un pediatra y que en pleno siglo XXI no podía defender una respuesta tan pobre. Entonces partí de una serie de supuestos:

- Todo bebé que llora lo hace por algo.
- Lo normal es que haya muchas causas posibles para que

un bebé llore, así que no hay una solución única. Debemos entender por qué llora, cómo identificar cada caso y cómo resolverlos uno por uno. Este planteamiento da vértigo, porque claramente complica mucho el tema. Pero solo esa complejidad puede explicar la falta de respuestas.

- En muchos casos puede haber varias causas de llanto al mismo tiempo. Hay que buscar todas esas causas en cada niño para poder definir un plan de acción con el cual mejore de verdad.

La primera aproximación para hacer diagnóstico diferencial es distinguir entre dos tipos de llanto muy definidos:

- El llanto consolable. Si puedes consolar al bebé cubriendo una necesidad, debes hacerlo. Para ello, hay que entender sus necesidades y eliminar un montón de mitos y prejuicios sobre la crianza que van en contra de atenderle cuando llora. Estos llantos consolables son normales en el lactante sano y nuestra labor debe ser identificar y cubrir las necesidades de la forma más efectiva y llevadera posible. Hay que entender el llanto como un sistema de comunicación positivo cuando nos ayuda a cuidar al bebé de forma adecuada. Y, por tanto, hay que dejar de preocuparse porque llore, siempre que desaparezca cuando se atienda.
- El llanto inconsolable. Habrá casos en los que sí hay problemas que generan dolor y estos implican que el bebé no está sano en sentido estricto. Algo está fallando y eso es precisamente lo que entendemos por «enfermedad»; es decir, una alteración de la salud. Si excluimos algunas dolencias que se identifican con más facilidad (como infecciones, traumatismos o intoxicaciones), hay ciertos fallos en la adaptación del recién nacido durante los primeros meses de vida que son bastante frecuentes, y no siempre se

identifican bien. Especialmente porque hay muchas variantes y pueden mezclarse entre sí. Busquemos estos procesos y analicémoslos para entender cómo se desvían de la normalidad, qué problemas generan, cómo los identificamos y cómo los resolvemos.

Hasta este punto del libro te he descrito las principales causas de llanto del bebé sano. Y algunas que claramente tienen su origen fuera del abdomen, y que, por tanto, la gente no califica como cólico del lactante. Casi todo se refiere al niño que comunica una necesidad a través del llanto. Es importante destacarlo porque en mi trabajo diario veo muchos supuestos cólicos del lactante que son llantos consolables.

Algún bebé llora poco; el problema es que hay quien espera que no lo haga nada. Esto no sería normal. Un bebé tiene necesidades y debe comunicarlas de alguna forma, ya que depende de sus cuidadores para cubrirlas. El llanto es esa forma. Pero hablamos de un llanto que es consolable siempre, en cuanto aciertas con lo que necesita que hagas por él.

Cada vez hay más gente que cuando tiene un hijo no había convivido previamente con ningún bebé. Si eres hija única, no sabes cómo actúa un bebé hasta que tienes el tuyo. Si tienes hermanos pero eres el menor, tampoco. Para muchas personas, la imagen de un bebé se reduce a la experiencia de jugar con muñecos en la infancia o visitar un rato a un bebé al que no se le prestó mucha atención. Hay un salto abismal entre eso y convertirte en el responsable absoluto del bienestar de un ser humano indefenso que depende por completo de ti.

Es habitual que muchas personas interpreten como anómalo algo que es totalmente normal. Por eso, cuando hablamos de los bebés de alta demanda, hay que recordar que es cuestión de escala. Hay niños más y menos demandantes, pero en realidad, para la mayoría de las madres y padres novatos, el nivel de demanda de su hijo supera con mucho el que esperaban.

Por eso he creído importante dedicar una primera parte del libro a los motivos de llanto del bebé sano, que son más una comunicación que una carencia. Y a entender lo que podemos considerar normal. Además, he explicado muchas situaciones que pueden llevar a ese «llanto comunicativo» (aunque no todas), para que entiendas lo amplias que son las causas por las que llora.

Para facilitar su identificación, recordemos los cuatro grupos en que dividimos esas necesidades:

- Comodidad.
- Alimento.
- Estímulos.
- Sueño.

Ten siempre en mente la gran cantidad de mitos y prejuicios que existen en torno a cada uno de estos grupos. Te ayudará a entender por qué las soluciones que muchos te proponen no funcionan, pero también por qué hay otras que sí son efectivas.

El bienestar como equilibrio

Es bueno que veas estas necesidades como las patas de una mesa que está constantemente buscando la mayor estabilidad posible. Cuando el bebé llora es que una o varias de las patas están cojas y debes equilibrarlas. Volviendo al símil del Tamagotchi, el primer paso si tu hijo llora es pensar cuál de estos cuatro botones tienes que presionar.

En la mayoría de los casos se simplifica mucho:

- Si llora, empieza por tomarlo en brazos y aliméntalo. Al hacer esto, cubres su necesidad de estímulos y comida a la vez. Si así se calma sistemáticamente cuando llora, dale de comer siempre que le veas inquieto. En el noventa por ciento de los casos, basta con esto.

- Una vez cubiertas ambas necesidades, si el bebé tiene sueño suele dormirse sin más. Este botón se activa solo.
- Si ya ha comido, ha recibido suficientes estímulos pero no se duerme y sigue llorando, mira su piel para saber si tiene frío o calor excesivo, y abrígalo o destápalo según el caso.
- Si tampoco así cede el llanto, quítale la ropa y comprueba si hay algo que le incomode (pañal sucio, heridas, marcas de compresión, etcétera).
- Cuando nada de esto consuela al bebé, llegamos a la segunda parte del libro: los llantos inconsolables.

Antes de afirmar que un bebé tiene cólico del lactante simplemente porque llora, debemos entender que hay un gran número de causas de incomodidad que pueden hacer que se queje.

Recuerda que, para hablar de cólicos, este llanto debe ser:

- Más intenso de lo habitual.
- Se repite en crisis en las que es inconsolable, entre las cuales el bebé parece estar bien.
- Su origen parece ser un dolor abdominal.

Todo lo descrito hasta ahora no cumpliría estos criterios (y, de hecho, no debería estar dentro de este concepto), pero la realidad es que muchos niños que lloran y son diagnosticados con cólicos del lactante solo tienen estos problemas.

13

Las causas de los llantos inconsolables

Hasta ahora hemos visto cómo cuidar de un bebé sano que llora cuando necesita algo y deja de llorar cuando lo atiendes. Hemos cubierto tres de las siete causas de llanto que te enumeré al principio y ahora entiendes mucho mejor el llanto de un niño normal:

1. Su pauta de alimentación que no está funcionando.
2. No recibe los estímulos suficientes para desarrollar su cerebro.
3. Es un bebé de alta demanda.

Vayamos ahora con lo que realmente podemos calificar como cólicos del lactante: las desviaciones en el proceso de adaptación del bebé en sus primeros meses. Estas pueden causar dolor abdominal en forma de crisis de llanto inconsolable repetitivas, entre las cuales el bebé parece estar bien. ¿Cuáles son las posibles causas?

4. Tiene una flora intestinal inadecuada.
5. Tiene una alergia o intolerancia alimentaria.
6. Está reteniendo heces y gases en lo que llamamos «pseudoestreñimiento del lactante».
7. Sufre enfermedad por reflujo ácido.

Las causas 4, 5 y 6 pueden manifestarse de formas diferentes, pero tienen en común un problema con los gases. La 7 es muy distinta, aunque no falta quien también la mete en el mismo saco.

Los problemas de adaptación de los primeros meses

El bebé, en los primeros meses de vida, sufre muchos cambios en poco tiempo. Son el resultado de un rápido proceso de adaptación al entorno en el que muchas cosas pueden fallar. Una mala adaptación y la aparición de problemas es más frecuente cuando sus necesidades no son bien atendidas. Cuando eso sucede, su nivel de estrés aumenta, lo cual afecta a la modulación del sistema nervioso autónomo, inmunitario y endocrino, y genera círculos viciosos que pueden plasmarse en problemas orgánicos concretos.

La mayoría de los bebés mejoran con medidas definidas, pero precisan además que bajemos su nivel de estrés cubriendo mejor sus necesidades. En este punto, debo introducir dos tecnicismos:

- La etiopatogenia. Engloba las causas que desencadenan cada problema concreto. Cuando entendemos el origen de un problema, hay situaciones previas que predisponen a su aparición. Esto hace que podamos adelantarnos a los síntomas, e intervenir idealmente sobre las causas para evitar que las enfermedades lleguen siquiera a desarrollarse. Se llama «prevención» y, para poder aplicarla, es imprescindible saber cómo se originan los problemas.
- La fisiopatología. Se trata de la forma en la que el cuerpo responde a ese problema y los síntomas visibles que nos orientan para identificar la causa y las posibles soluciones. El cuerpo, ante cualquier desajuste, activa sus propios me-

canismos de compensación. Los ha ido desarrollando durante toda la historia para sanarse a sí mismo. Muchos de los síntomas que encontramos en una persona enferma son en realidad medios de autocuración. Antes de pretender curar una enfermedad, es imprescindible entender cómo funcionan los recursos del propio organismo para curarse. Si los conocemos podremos evitar interferir con ellos y modularlos para ayudar a la sanación.

Sin definir la etiopatogenia y la fisiopatología de una enfermedad, toda esperanza de tratamiento es una ilusión. Por eso, ante un problema complejo como los cólicos del lactante, no podemos ofrecer una terapia efectiva desde un abordaje simplista.

Los cólicos del lactante son, en sentido estricto:

- Dolores en forma de crisis recurrentes de llanto inconsolable.

- De localización abdominal.

- Aparecen por una desviación en la adaptación inicial del bebé a su entorno durante los primeros meses de vida.

- Tienden a resolverse de forma espontánea.

Cumplen ese criterio:

- Las alteraciones de la flora intestinal.

- Las alergias e intolerancias alimentarias.

- El pseudoestreñimiento del lactante.

- El reflujo ácido.

Las tres primeras causas son habitualmente confundidas con gases porque también aumentan la presión dentro del intestino y provocan retortijones.

Si aspiramos a definir una terapia, debemos entender:

- Cómo se originan estos problemas (etiopatogenia).

- Cómo el propio cuerpo intenta compensarlos (fisiopatología).

14

Los gases como causa más conocida de los cólicos del lactante

Para algunas personas, la pediatría es muy sencilla: «Si está mal y tiene menos de cuatro meses, son gases; después son los dientes, y si ya le han salido todos, es un virus». En cuanto ven un bebé de menos de cuatro meses que se queja, sueltan la frase: «Serán gases». Se trata de la causa más identificada con los cólicos del lactante. Te lo dicen y ya está. El niño te ha salido con gases, como el que sale rubio o moreno. Hay quien tiene hijos de postal que solo comen y duermen. Sin embargo, a ti te ha tocado el niño con gases. Pero no te preocupes, porque a los cuatro meses desaparecen.

Tú te preguntas: «¿Por qué me ha tocado a mí el que tiene gases y no al vecino?». Será uno de esos misterios que están en la frontera de la ciencia del siglo XXI, como el bosón de Higgs o la teoría de unificación de fuerzas. Pues no. Está bastante claro por qué unos niños tienen más gases que otros.

Piensa en el tubo digestivo como una tubería, con un principio y un final. Todos tenemos gases. Son un problema si se acumulan aumentando la presión hasta el punto de generar dolor. Pero no pasa nada por tener más o menos gases, si no hay dolor.

En mi consulta veo gente que se preocupa con los gases cuando:

- El bebé expulsa muchos.
- El bebé expulsa pocos.
- Los gases causan dolor.

Insisto en que no es un problema echar más o menos gases, siempre que no haya dolor. Pero merece la pena explicar algunos detalles en cada una de las tres opciones porque hay creencias muy extendidas que es importante aclarar.

Expulsa muchos gases

Si una madre me dice que su bebé echa muchos gases, yo pregunto como por reflejo: «¿Llora mucho?». Si la respuesta es negativa, añado: «Mejor fuera que dentro. Tu hijo tiene gases y los gestiona bien, expulsándolos para que no se acumulen y no generen un problema».

La madre insiste: «Es que le noto mucho movimiento de tripa... En cuanto come, empieza mucho movimiento de barriga...». Yo contesto: «Eso es el reflejo gastrocólico. En cuanto empieza a llenar el estómago, tiene que hacer sitio para la leche nueva que llega. Algunos niños comen y hacen caca a la vez. Significa que tu bebé tiene un intestino bien coordinado para evitar que un exceso de presión le cause dolor. Por eso, mientras no llore de forma insistente por los gases, no hay problema. Tiene gases, pero los gestiona bien. Se mueve, aprieta la tripa tal vez más que otros, pero consigue expulsar los gases sin que generen dolor. ¡Muy bien por él!».

No expulsa los gases después de cada toma

Te dicen: «No lo acuestes tras la toma hasta que eche los gases, que si no ya verás luego...». Incluso a veces lo acompañan con una selección de vídeos de YouTube sobre cómo hacerlo. Sin embargo, antes de YouTube estaba la tradición oral. Cada familia tenía su legado, como la receta del arroz de los domingos de tu abuela y su truco para lograr que un bebé expulse los gases.

Yo veo a bebés tomando leche en mi consulta constantemente. Siempre les digo a los padres que, en cuanto acabo de explorarlo, le den de comer. Esto es muy útil para ver la actitud de los progenitores frente a la alimentación. No es habitual que el niño no se active tras desvestirlo, pesarlo, medirlo y explorarlo. En cuanto terminas, todos los bebés aceptan con agrado una toma más o menos grande según el hambre que tengan.

Cuando les digo a los padres que le den comida al bebé (ya sea pecho o biberón) y sin preguntar cuánto hace que ha comido, muchos dicen: «¡No! Si acaba de comer hace un rato». Y eso me da pie para explicar lo que realmente significa el concepto «a demanda».

Vuelvo sobre la toma: «Da igual cuánto hace que ha comido. ¿No veis que ahora mismo comería?». Algunos responden que les dan a demanda cada tres horas. Si dudan, insisto mientras el bebé no para de quejarse. Resultado: todos comen.

Ver cómo come un bebé te da mucha información. Puedes apreciar si el agarre del pezón o la postura de la toma es mejorable, si hay molestias y cómo son, etcétera. Cuando acaba y se queda dormido, muchos padres hacen «cosas raras» para que expulse los gases. En la mayoría de los casos, el niño, que no se esperaba esa toma extra, se ha quedado en la gloria. Pero ahí están sus padres haciendo de todo para que expulse los gases.

Si pregunto qué hacen, ellos responden: «Es que nos cuesta que eche los gases. Nos tiene preocupados con eso». «Pero

¿creéis que ahora tiene gases que echar con lo a gusto que se ha quedado?» Si, tras la toma, un niño se queda bien, es que no tiene una acumulación de gases que deba aliviar obligatoriamente en ese momento.

Si ves que se queda incómodo tras la toma, tenlo un rato incorporado para que le resulte más fácil echarlos, si es que los tiene. Pero si se ha quedado tan bien, es que no tiene en ese momento gases que echar. Por tanto, no es un problema que un bebé no expulse muchos gases, a no ser que esté incómodo por culpa de eso. Si no echa pero está bien, fantástico.

Cuando los gases causan dolor

Insisto en las situaciones que son habituales y no deben preocuparte. Y lo hago porque sé la ansiedad que supone criar a un bebé; genera una gran inseguridad y veo muchos casos en los que este no tiene ningún problema. Hay situaciones habituales en los bebés que son interpretadas como anómalas simplemente por falta de información.

Volvamos a los cólicos del lactante

Cuando la acumulación de presión en el intestino es muy alta, produce un estiramiento de la pared de la tripa y de unas capas que la rodean llamadas «fascias». En estas fascias hay sensores de dolor que se activan ante esta dilatación excesiva. Aparece un malestar intenso.

Estos dolores se llaman «cólicos» porque tienen la característica de aparecer de forma brusca y desaparecer del mismo modo. Entre las crisis, el bebé casi no tiene molestias.

Diferenciar el dolor abdominal

Esto es importantísimo porque es lo que diferencia los dolores de barriga graves de los que no lo son. Y se aplica tanto a bebés como a niños más mayores y a adultos:

- Un dolor de tripa constante, cada vez más fuerte y que no cede al cabo de unas horas, debe ser estudiado en urgencias porque suele ser grave.
- Un dolor muy intenso, que puede durar minutos o pocas horas, pero luego cede casi por completo, descarta esa gravedad. Sin embargo, suele volver horas o días más tarde y, aunque no es grave, siempre tiene una causa y es evitable. Dentro de este grupo están los dolores por exceso de gases y los cólicos del lactante.

Este dolor de tipo cólico es lo que puede aparecer en los bebés que tienen muchos gases o retienen muchas heces. Hay un exceso de presión que excita a los receptores de dolor de las fascias que rodean los intestinos. Por otro lado, esta distensión estimula que el intestino se mueva con intención de aliviarse, y entonces es cuando aparecen los retortijones, que incluso se notan en el modo en que se mueve la tripa de forma llamativa. El niño hace pujos, apretones con los que intenta facilitar la expulsión presionando con los músculos que rodean el abdomen. A veces con esta maniobra consigue que salgan heces y gases, de modo que se rebaja el dolor y con él los retortijones y los pujos. Otras veces, sin llegar a expulsar nada, todo desaparece porque se ha logrado redistribuir la presión, repartiendo los gases y las heces de forma que no hay una distensión excesiva en ningún tramo del intestino.

¿Por qué unos bebés tienen más gases que otros?

Para dar solución a este problema, debemos identificar las causas por las que un bebé tiene más gases que los demás. ¿Por qué en algunos la presión llega a ser tan alta que genera dolor?

Simplificando, las causas se pueden agrupar en los siguientes puntos:

- Entran muchos gases. Esto ocurre cuando el bebé come con ansiedad o tiene un mal agarre, haciendo una succión poco efectiva, en la que frecuentemente realiza chasquidos y se cuela aire.
- Fabrica muchos gases dentro. Se puede producir en dos situaciones, que además suelen ir relacionadas: una flora intestinal alterada, o bien las alergias o intolerancias alimentarias.
- No vacía el intestino con facilidad. Su causa más frecuente es el pseudoestreñimiento del lactante por falta de relajación del ano.

Hay bebés en los que el llanto por exceso de gases y heces acumuladas se produce por varias de estas causas de forma simultánea. Para que mejore, debemos identificar cada una de las causas activas en el niño, de modo que podamos establecer medidas concretas que resuelvan la situación.

Como ves, aquí aparecen todos los agentes causantes de llanto inconsolable por dolor abdominal menos el reflujo ácido. Por tanto, cuando se habla de gases como punto común de los cólicos, no vamos mal encaminados. Pero hay que profundizar un poco para entender qué soluciones son válidas.

Los gases son una de las causas más atribuidas a los cólicos del lactante.

La acumulación de gases puede generar una distensión del intestino y del abdomen que produce dolor de forma intermitente.

No importa si tu bebé expulsa muchos gases o pocos. Lo importante es si hay tantos dentro que le hacen llorar.

Cuando un niño tiene muchos gases y llegan a producir dolor, es por una o varias causas:

- Entran muchos gases porque come con ansiedad o tiene una mala técnica de succión.

- Se producen muchos en su intestino porque tiene una flora que fermenta y genera demasiados gases, una alergia o una intolerancia.

- No salen con facilidad a causa de una falta de coordinación para relajar el ano en el momento adecuado. Tiene pseudoestreñimiento del lactante.

15

Entran muchos gases

Esta es una de las causas más frecuentes de los gases. Cuando queremos saber si es uno de los problemas que afectan a un bebé con cólicos del lactante hay dos preguntas clave:

- ¿Come con ansiedad?
- Cuando come, ¿chasquea y hace ruidos porque se le escapa el pezón o la tetina del biberón?

El bebé que come con ansiedad

He dedicado la primera parte del libro a explicarte que un bebé debe comer cada vez que tenga hambre, porque si espaciamos artificialmente las tomas, generaremos ansiedad por comer. Si tu hijo tiene hambre y no lo detectas, no puedes atenderle en ese momento o decides entretenerle para que cumpla un determinado horario, el hambre va aumentando y él estará cada vez más irritable hasta llegar al llanto.

En alguna ocasión puede que acabe durmiéndose agotado tras ese periodo de irritabilidad. En estos casos, el tiempo de ayunas puede alargarse aún más. Cuando por fin coma, lo hará rápido, de forma descoordinada y, por tanto, menos efectiva. Es más frecuente que el agarre se pierda y entre aire. También entrará más aire porque la fuerza con la que succiona supera el flujo que recibe de leche y hará que se cuele aire para rellenar el resto.

Resultado: Habrá comido más cantidad de golpe y tragado bastante más aire de lo normal. Ambas cosas distienden el estómago de forma rápida, lo que en sí mismo genera dolor. Pero, además, tenemos un reflejo gastrocólico que, cuando nota que el estómago se llena, estimula que el intestino se mueva para hacer sitio. Si el llenado del estómago es mayor y más rápido, el movimiento generado en el intestino es más intenso y también peor coordinado, de modo que aparecen retortijones más fuertes. También se acumula la presión en ciertos puntos del intestino y genera dolor.

Todo este proceso se activa rápidamente y mientras el bebé sigue comiendo, porque tiene mucha hambre tras un largo periodo sin alimentarse. Entonces se interrumpe la toma porque el lactante se queja o llora. Notas que sigue con hambre, quiere comer, pero el estómago no admite más cantidad; el intestino lucha por hacer sitio con retortijones violentos y dolor por presión. El bebé llora de dolor y hambre, intenta ayudar al vaciado con fuertes y constantes pujos, encogiéndose y estirándose. Intenta volver a tomar sin éxito...

La crisis de llanto se vuelve inconsolable porque hay dos motivos que se retroalimentan:

- Un hambre que no puede saciar porque la presión y el dolor le impiden comer.
- Un dolor que se intensifica cada vez que come un poco más, porque aumenta una presión que ya es insoportable.

Esto puede prolongarse durante horas. Es una crisis de dolor cólico en su máxima expresión.

Para entender mejor por qué tu hijo ha llegado a esa situación, te describiré varios casos en los que es más fácil que esto aparezca.

Más frecuente en la tarde-noche si toma pecho

Hemos visto que el pecho va a demanda, pero algunos niños no tienen un ciclo de sueño bien estructurado. Tienden a dormir de día más de lo que les conviene, porque, si duermen demasiado, dejan de vaciar el pecho en unas horas en las que produce bastante. Cuando esto ocurre, el pecho interpreta que sobra leche y empieza a reducir la producción.

Pero, además, está programado para bajar la producción de leche cuando la madre detecta que se acerca la noche. En condiciones normales, todos concentramos las mayores proporciones de sueño no REM en la primera parte de la noche. Es el sueño profundo reparador que necesitamos para sentir que hemos descansado. El ciclo ideal de tomas en la lactancia sería que en ese momento en que la madre descansa profundamente, se produzca el mayor periodo de ayuno del bebé. No sería bueno que, cuando el bebé está tan tranquilo y la madre puede descansar, se despertase por la incomodidad de unos pechos que necesitan vaciarse. Por eso se produce esa bajada de producción de leche materna en las últimas horas del día. Si el bebé pasa el día durmiendo más de lo que debería, llega a estas horas con menos sueño, más activo y con más hambre. Esto es una combinación pésima con una producción de leche más escasa.

Imagina la situación: El niño tiene mucha hambre, come deprisa intentando vaciar un pecho del que sale menos leche, se desespera porque no se sacia y entra más aire por la fuerza y desorganización con la que chupa. Habitualmente se produce un repunte importante de la producción de leche materna en torno a la una o las dos de la madrugada. No es raro que la crisis de llanto se prolongue hasta esa hora (o algo más), en la que el bebé, agotado, entre pujos constantes y llantos de dolor, consigue finalmente saciarse para dormir. Tras una noche tan mala, el bebé tiende a dormir más a la mañana siguiente. Y la madre, que tampoco ha descansado, suele hacer lo mismo. Estamos entrando en un círculo vicioso, porque en la próxima tarde-noche llegaremos a una situación similar o peor.

Más frecuente si intentas cumplir pautas fijas que limitan el acceso del bebé a la leche

Como hemos visto, se sigue recomendando a muchas familias que se limite el acceso del bebé al alimento a un horario y una cantidad definidos. Pero esto va en contra de la variabilidad biológica de cualquier ser vivo, es decir, del hecho de que haya niños que comen más que otros, y de que el ritmo y la cantidad de leche que necesita el bebé varíe en función de un montón de factores del entorno y del propio bebé. De ahí que unas veces pida antes y otras después, y que unos días tenga más hambre y otros menos.

Cuando limitas el acceso del niño a la comida para que se adapte a una media estadística, haces que coma con más ansiedad, y se generen dolores cólicos que se podrían haber evitado si le hubieras permitido comer cuando lo pedía. Estas pautas fijas se defienden con más fuerza, pero sin ninguna base, cuando el bebé toma biberón.

La solución cuando el bebé come con ansiedad

La solución es evidente: dale con más frecuencia y más cantidad. Al ofrecerle en cuanto pide, la ansiedad por comer se va reduciendo poco a poco. El bebé come más tranquilo y coordina mejor su succión, de modo que es más efectiva. El flujo de leche es suficiente para que trague sin aspirar aire. El llenado del estómago es más lento, lo cual hace que la presión del estómago no llegue a generar dolor y desencadena un reflejo gastrocólico más suave, con un movimiento del intestino menos violento y más efectivo para hacer sitio al alimento nuevo. El bebé realiza una toma más funcional y tranquila, y el hambre cede sin que el dolor aparezca.

Para alimentar al bebé en cuanto lo pide, es necesario que interpretemos correctamente que quiere comer. Parece sencillo, pero en la consulta veo muchos niños que piden y no son atendidos. A veces sucede porque la madre no sabe si voy a ver mal que le dé de comer en ese momento, cosa que aclaro animándola a alimentarlo si veo que no lo hace espontáneamente. Pero, en otros casos (en que alimentan a demanda), interpretan que el bebé demanda solo cuando llora. No piensan que tiene hambre hasta que llora, y entonces ya es tarde.

Simplificando mucho: a un bebé que come con ansiedad, y eso le genera problemas, ofrécele leche cada vez que lo veas activo. Aunque haga cinco minutos que ha comido.

Pero entonces ¿estará todo el día comiendo?

Si come con ansiedad y esto le lleva a tener crisis de llanto inconsolables, será así. Es la forma de lograr que la ansiedad disminuya y el llanto desaparezca.

En el bebé que toma pecho, duerme demasiado durante el día y llora de noche, a veces no basta con darle cuando pide, especialmente cuando ya ha entrado en el círculo vicioso de dormir más por la mañana tras una mala noche. Para romper ese círculo vicioso, hay que despertar al bebé si él mismo no pide comida al cabo de dos horas de la última toma. Al hacerlo, logramos que tome antes de que esté desesperado, de modo que estará tranquilo; vaciará el pecho con más frecuencia y aumentará la producción de leche, y dormirá menos durante el día, de modo que llegará a las horas de menor producción de leche con más sueño y menos hambre.

A pesar de que, tras esa mala noche, la madre estará tan cansada o más que el bebé, con ese esfuerzo habrá roto en pocos días el círculo vicioso.

Finalmente, en los casos en los que se intentan establecer pautas fijas de alimentación que limitan el acceso del niño a la comida, la clave es ofrecer cada vez que pida (y hasta que no quiera más), y sustituir las estrategias de entretenimiento por leche:

- No uses el chupete en un bebé que come con ansiedad. En el momento en el que le pondrías el chupete, dale leche.
- No le ofrezcas infusiones ni agua que llenan el estómago sin alimentar, pues favorecen que cuando coma lo haga con ansiedad. Insiste con la leche en los momentos en que le darías otras cosas.
- No mezas al niño para tranquilizarlo si come con ansiedad. Cuando lo veas inquieto, ofrécele leche sin importar cuánto tiempo hace que ha comido.

Si tu bebé come con ansiedad, entrarán muchos gases.

Estas son las dos situaciones más frecuentes:

- Un ritmo día/noche alterado.
- Espacia las tomas para aplicar una pauta fija en la alimentación.
- Usa estrategias para entretenerle, en lugar de ofrecerle alimento.

Solución:

- Ofrece realmente a demanda. En cuanto lo veas activo, dale alimento.
- No uses chupete ni infusiones. Solo hacen que coma con más ansiedad.

El bebé que se agarra mal

Otro motivo por el cual un bebé puede tragar más gases de lo normal y que eso genere problemas es que la técnica de succión no sea buena. Cuando el bebé se alimenta, ya sea con pecho o con biberón, hace un sellado con sus labios en torno al pezón o la tetina del biberón. Y con la lengua realiza un movimiento con el que lo exprime contra el paladar. Al mismo tiempo, hace una succión que arrastra la leche hacia la garganta, y se la traga. Todos estos movimientos tienen que producirse de forma armónica en un baile repetido.

Hay momentos en que se pierde el paso y se rompe el vacío en que se hace todo el proceso, de modo que entra aire en la boca. Lo notas porque el bebé hace un chasquido.

Es normal que esto ocurra alguna vez. Pero algún bebé interrumpe constantemente las tomas con chasquidos. Eso hace que sean menos efectivas y provoca que el niño se desespere si tiene hambre. Además, entra aire en la boca, que se tragará.

Este problema de mal agarre puede afectar también en la lactancia artificial, pero es especialmente determinante en la lactancia materna, en la que nos centraremos.

Las cinco causas más frecuentes de mal agarre en la lactancia materna son las siguientes:

- El pezón. Algunos pezones están hundidos en la areola en lugar de sobresalir, lo cual dificulta que el bebé localice dónde debe agarrarse. Al tomar el pezón, este acaba saliendo y ocupando su lugar en la boca, siempre que el agarre no esté desplazado. Si, por ejemplo, se desplaza hacia arriba, hará la succión sobre la parte superior de la areola. Esto sería doloroso para la madre y provocaría un hematoma que podría convertirse en úlcera. Además, la leche saldría con dificultad, el bebé se desesperaría, tragaría más gases y no conseguiría saciarse. Podemos ayudarle con una pezonera, ya que le guía para localizar el punto de agarre adecuado. Hay que aclarar que usar la pezonera no incrementa la ingesta de gases. Y que, cuando veamos que el pezón va saliendo y el bebé va comiendo a gusto, podremos retirar la pezonera e intentar darle sin ella en las tomas que esté más tranquilo.

- El frenillo labial. Para hacer un sellado correcto de la boca del bebé sobre la areola, debe abrir bien la boca y los labios. Si hay un frenillo que impide abrir bien los labios, puede hacer que el sellado no se complete bien y entre aire constantemente. El frenillo labial es el tirante de mucosa que casi todos tenemos en el centro de los labios cuando los separamos de la encía. Lo tenemos más marcado en el labio superior, aunque en ambos puede ser limitante. Hay bebés que lo tienen más corto o rígido, lo que impide que el labio se separe con suficiente libertad. Cuando entorpece su alimentación, puede cortarse con facilidad. En los casos más leves, suele bastar con volverlo más elástico pasando el dedo regularmente entre el labio y la encía del bebé.

- El frenillo lingual. Igual que en los labios, al desplazar la lengua podemos notar que algo lo impide en su línea central. Esto sucede más en unos niños que en otros. Según si esa limitación es más en la punta o en la zona central de la lengua, se clasifican en grados que van del 1 (en la punta de la lengua) al 4 (el más posterior). Estos frenillos dificultan el movimiento que la lengua tiene que hacer para vaciar el pecho. El resultado es que el bebé no extrae bien la leche ni la gestiona adecuadamente para tragarla. La toma es menos efectiva, el bebé está más desesperado, entra más aire mientras come... Según sea el tipo de frenillo, se arregla con más facilidad o es más complicado. Pero puede arreglarse cortándolo. También ayuda a mejorar la elasticidad pasando el dedo por debajo de la lengua del bebé. Lo importante no es si tiene frenillo (pues casi todos lo tienen más o menos marcado), sino el grado en que dificulta que el bebé saque la lengua sin deformarla y pueda desplazarla en toda su superficie para contactar con el paladar por completo. Uno de los signos más claros de que el bebé tiene frenillo posterior es que la madre tiene grietas en la zona inferior del pezón. Eso sucede porque cuando hace el movimiento normal de la lengua, eleva más la punta y erosiona esa zona.

- La posición. Nos referimos a la posición del bebé respecto a la madre. Para alimentarse y poder tragar bien, el bebé y la madre deben estar cómodos. Y es especialmente importante que el cuello del pequeño esté relajado y no con un giro excesivo. Si un lactante está tumbado en brazos de su madre, pero con el cuerpo orientado hacia arriba (el ombligo no mira a la madre, sino al techo), el niño tiene la cabeza orientada hacia el pecho, pero de lado. Eso hace que la deglución se dificulte. En esa postura es más fácil que se atragante al intentar tragar y que tienda a tirar del pecho para llevarlo con su cabeza a una postura en la que esté recta con su cuerpo. El resultado es una mala toma en la que pelea tirando del pezón, lo destroza, se le escapa y traga aire. Por eso se aconseja siempre la postura «ombligo contra ombligo» (el ombligo del bebé mirando al de su madre).

- Las limitaciones en la movilidad del cuello. Algunos bebés tienden a girar la cabeza siempre hacia el mismo lado. Cuando les resulta imposible hacerlo hacia el contrario, hablamos de una tortícolis congénita. En estos casos es imprescindible hacer fisioterapia para recuperar esa movilidad. Esto no es muy frecuente. Lo que sí es muy habitual es la plagiocefalia leve. En el parto, muchos niños adaptan la forma de su cabeza para salir. Si se queda asimétrica, un poco más plana en su parte posterior en el lado derecho o izquierdo, tenderá a girar la cabeza siempre hacia el lado plano en cuanto está tumbado. Aunque puede girar hacia el lado contrario sin ninguna limitación (y, por tanto, no es una tortícolis congénita y no precisa fisioterapia), en cuanto acostamos al niño, siempre gira la cabeza hacia el lado más plano. Tanto en el caso de la tortícolis como en el de la plagiocefalia, para el niño resulta más cómodo tomar el pecho en el lado en que se gira siempre. Si gira la cabeza hacia su izquierda, tomará mejor el pecho derecho de la madre, y a la inversa. Esto puede dificultar la toma del pecho contrario. Una solución mientras se va equilibrando la movilidad es poner al bebé en posición de balón de rugby sobre el pecho que toma peor y con los pies debajo del brazo del pecho que va a tomar. De este modo está en el pecho malo en la misma postura que adopta en el bueno.

Un mal agarre puede provocar la entrada de aire en las tomas.

El signo característico de un mal agarre es que el bebé hace muchos chasquidos mientras come. Si es con pecho, son más frecuentes las grietas del pezón y las tomas dolorosas.

Las causas más frecuentes de un mal agarre son:

- Un pezón plano. Puede ayudar el uso de una pezonera.

- El frenillo labial. Puede cortarse o flexibilizarse pasando el dedo entre el labio y la encía.

- El frenillo lingual. Puede cortarse o flexibilizarse pasando el dedo entre la lengua y la base de la boca.

- Una mala posición. Hay que asegurarse de que el bebé queda con su ombligo mirando al de la madre.

- Las limitaciones en el giro del cuello. Si no puede girar bien en una dirección concreta, hay que hacer fisioterapia y, hasta que se corrija, poner al niño en posición de balón de rugby sobre el pecho al que le cuesta agarrarse.

La entrada de aire con biberón

Cuando alimentamos al bebé con biberón, la entrada de aire depende de tres factores:

- La inclinación correcta del biberón. Cuando damos el biberón, debemos inclinarlo de forma que toda la tetina quede cubierta por la leche. Es decir, el fondo del biberón tiene que quedar más elevado que la tetina. Muchas veces damos las tomas cansados y eso hace que dejemos caer el biberón, con el riesgo de que quede invertido, es decir, con la tetina más alta que el fondo. En esa postura, naturalmente, la tetina se llena de aire y el bebé lo traga.
- La forma de la tetina y el agarre. No a todos los bebés les van bien las mismas tetinas. Las hay más alargadas y más planas. A los niños que tienen dificultad para abrir bien los labios a causa de un frenillo labial marcado, les resultará más fácil tomar con una tetina alargada. Usa aquella con la que veas que tu bebé come más cómodo.
- La forma en la que el aire entra en el biberón. Cuando el bebé va tomando, extrae leche de un contenedor rígido del que sale por los agujeros de la tetina. Conforme va saliendo, si el niño mantiene el sellado, la presión negativa dentro del biberón va aumentando, hasta que llega un momento en que el bebé debe interrumpir la succión dejando que entre aire para equilibrar la presión. Esto dificulta las tomas y hace que cuando el bebé tiene mucha hambre coma con ansiedad, interrumpiendo la ingesta de alimento y facilitando la entrada de aire. Los biberones anticólico se inventaron para resolver este problema.

En la parte final del libro, veremos con más detalle las distintas variedades y usos de este tipo de biberones.

El flujo de salida de la tetina

Cuando vayas a comprar un biberón para tu bebé, verás que los hay de diferentes tamaños o edades. Se diferencian en dos cosas: el tamaño de la tetina y de los orificios de salida.

Conforme mayor es el bebé, más grande es su boca y necesitará una tetina que se posicione correctamente y tenga un tamaño adecuado. Sin embargo, en la práctica, es más importante el tamaño de los orificios de salida porque limitarán la salida de leche del biberón a un flujo determinado:

- Si los orificios dejan salir muy poca leche en la succión del bebé, harán que coma con ansiedad y se enfade.
- Si los orificios dejan salir demasiado flujo de leche, el bebé se atragantará.

Hay tetinas que tienen preparados los orificios para que, dependiendo de la posición en la que pongas el biberón, dejen salir más o menos flujo. En la práctica, cada bebé es diferente y las edades que se indican en los distintos tamaños de tetina son meramente orientativas. Deberás probar y ver la tetina con la que el bebé come con más comodidad, sin enfadarse por falta de salida ni atragantarse por exceso.

Estos son los casos en los que el bebé puede tragar más aire con biberón:

- Si el biberón no está correctamente inclinado. La tetina debe cubrirse totalmente de leche.
- Si no consigue un buen agarre de la tetina. Prueba diferentes formas y quédate con la versión con la que veas que come más cómodo y hace menos chasquidos.
- Entrada de aire en el biberón. Se resuelve con biberones anticólico, que son útiles en los niños que comen con ansiedad. Hay dos sistemas, el valvular (más simple y cómodo) y otro que tiene el paso de

aire canalizado (sin obstrucciones y evitando que el aire pase por la leche).

- En cuanto al tamaño de la tetina, opta por la que consigue un buen sellado sin chasquidos y un flujo correcto (en que el niño ni se enfada por falta de leche ni se atraganta porque le sobra).

16

La alteración de la flora intestinal

La flora intestinal y su influencia en la salud están de moda. Parece increíble que, durante tanto tiempo, hayamos ignorado que, estando sanos, nuestro cuerpo convive con millones de gérmenes, y que es evidente que esos gérmenes interaccionan con nosotros desde el principio de nuestra vida.

Desde que el bebé nace, su cuerpo empieza a ser colonizado por gérmenes. Cuando pensamos en gérmenes, nos asustamos porque los relacionamos con las infecciones. Pero la realidad es que la mayoría de los gérmenes de nuestro entorno no tienen la capacidad de agredirnos ni de generar enfermedad. Lejos de eso, muchos no solo no nos perjudican, sino que son necesarios para el funcionamiento correcto de nuestro cuerpo.

Han estado ahí durante toda la evolución de la especie humana y hemos desarrollado relaciones de simbiosis con muchos de ellos. Una simbiosis es la coexistencia de dos o más seres vivos independientes en un mismo cuerpo. Una relación que se prolonga a largo plazo y puede durar toda la vida del individuo; y en algunos casos incluso pasa de generación en generación. Esta relación se perpetúa porque es mutuamente beneficiosa.

Frente a esto, una infección se produce cuando un germen concreto es más agresivo o se dan las condiciones para que penetre en nuestro organismo y se multiplique de forma ilimitada. En cualquier ecosistema, los distintos seres vivos se desarrollan en un equilibrio en el que todos siguen viviendo en interacción. Cuando un solo miembro del ecosistema logra imponerse a todos y se multiplica sin límites, los demás participantes intentan reequilibrar el sistema. Si esto no funciona y sigue multiplicándose, llega un momento en que peligra la persistencia de todo el ecosistema, incluida la propia supervivencia del dominante. Esto es una infección.

Las infecciones son más fáciles cuando, en un ecosistema frágil y con pocos miembros, llega un nuevo participante más agresivo y que se adapta rápidamente, de manera que domina el entorno con facilidad. Así que la mejor prevención contra una infección es precisamente tener una flora muy variada y rica, que ocupe las vías de llegada de los gérmenes agresivos. Esta flora es la primera barrera defensiva, incluso antes de la primera respuesta del sistema inmunológico.

Al mismo tiempo, esa flora beneficiosa interactúa con el sistema defensivo de nuestro cuerpo regulando su acción. De modo que, cuando hay gérmenes agresivos en nuestra piel y nuestras mucosas, es más fácil que activen a las defensas hasta el punto de generar daños colaterales, como las alergias. Y cuando tenemos una flora adecuada, el sistema defensivo afina mejor sus respuestas, y genera tolerancia a todo aquello con lo que interactúa sin que haya un daño asociado.

Cada vez conocemos mejor la composición y la importancia de la microbiota, que son los gérmenes que conviven en nuestro cuerpo. Su relación simbiótica con el organismo se basa en que:

- Producen sustancias que actúan en el cuerpo.

- Nos protegen de las infecciones.

- Regulan el funcionamiento del sistema defensivo, y nos protegen así de la aparición de alergias y de la hiperreactividad.

La historia de la flora de tu bebé

La flora intestinal es uno de los mejores ejemplos de todo esto. Una mujer en edad fértil tiene una flora intestinal que se ha ido formando a lo largo de su vida. En este proceso, el sistema defensivo lucha eliminando aquello que le resulta agresivo. De modo que, si la mujer está sana, en parte es porque tiene una flora intestinal adecuada, ya que cuando es perjudicial afecta negativamente a su salud.

Una de las cosas que puede empeorar la fertilidad es precisamente la presencia de enfermedades crónicas y en la base de muchas de estas puede estar, entre otros factores, una flora intestinal anómala. Por eso, a priori, la flora intestinal de la mayoría de las mujeres embarazadas suele ser razonablemente buena.

La herencia de la flora materna en el parto

Cuando el bebé nace, pasa a través de la vagina de su madre si es un parto natural. En ese trayecto se produce una transferencia de los gérmenes que la madre tiene al bebé. Estos gérmenes son una selección de los que, por proximidad, llegan desde el intestino. La vagina normal de una embarazada sana tiene unas condiciones que favorecen la proliferación de los gérmenes intestinales de la madre, que benefician al bebé como primera flora.

Es cierto que a veces puede haber algún germen perjudicial que genere infecciones en el recién nacido, como el *Estreptococo agalactiae* del grupo B. Pero estos gérmenes malos se buscan en los controles que hacemos de las embarazadas y cuando se detectan aplicamos protocolos para evitar problemas en el bebé cuando nazca.

En condiciones normales, los gérmenes que el bebé recibe en el parto son los mejores posibles. Entre ellos, destacan los lactobacilos y las bifidobacterias. Esta flora que empezará a colonizar la piel y las mucosas del bebé cumple varias funciones:

- Ocupa el espacio para que, cuando lleguen otros gérmenes, encuentren ahí esta flora. Los gérmenes buenos de la flora tienen la capacidad de seleccionar en cierta medida a los nuevos que llegan, de forma que favorecen el asentamiento de unos y bloquean el de otros. Por la simple ocupación de espacio, evitan que un recién llegado prolifere hasta volverse invasivo y produzca infección en el bebé.
- Interacciona con el sistema defensivo sin producir daño. Eso hace que la respuesta del sistema defensivo sea menos agresiva y mejor enfocada. Muchos de estos gérmenes se bloquean y no penetran en el cuerpo porque el sistema defensivo los conoce, ya que el bebé nace con los anticuerpos de la madre que han pasado a su sangre a través de la placenta. Como estos gérmenes son ya conocidos por el sistema defensivo de la madre, tienen anticuerpos que les mantienen a raya. Pero, además, algunos de estos gérmenes son capaces de generar sustancias que mejoran la regulación del sistema defensivo.
- Hay microbios de la flora que en el intestino ayudan a la digestión e incluso generan vitaminas imprescindibles para la nutrición del bebé. En esta labor de digestión, en realidad se alimentan a sí mismos, pero liberan nutrientes que son mejor absorbidos por el bebé.
- Estos procesos generan fermentación y liberan gases; por eso siempre hay gases en el intestino. Pero, aunque está preparado para gestionarlos y expulsarlos, a veces son excesivos. Esto depende, entre otras cosas, de la composición de la flora. Hay gérmenes no tan beneficiosos que

fermentan y producen una cantidad mucho mayor de gases y causan problemas. Los buenos, en cambio, producen menos flatulencias.

- Cambian el color, el olor y la consistencia de las heces. El color de la caca depende sobre todo de un pigmento que el hígado vierte al intestino para la digestión: la bilis. Su color es verde oscuro. Cuando la mezclas con la leche, te hace toda la gama de verdes, de modo que cuando la caca es verde solo indica que la bilis está saliendo sin modificar. Con todo, lo más habitual es que sea amarillenta o marrón, dependiendo de si los gérmenes que hay en el intestino transforman la bilis en urobilinógeno (amarillo) o coprobilinógeno (marrón). Como, desde el nacimiento, siguen entrando gérmenes nuevos que se integran en la flora, esta va cambiando y puede modificar el color de las heces. Lo mismo ocurre con el olor y la consistencia. Cambiarán según los componentes de la flora intestinal, que son muy variables.

En condiciones normales, si, tras el parto, el bebé mantiene un contacto constante con su madre, seguirá recibiendo gérmenes fundamentalmente de su piel, ya que, si toma pecho, está chupando el pezón.

La lactancia materna y la selección de flora

Este proceso se refuerza más aún con la lactancia materna porque la leche contiene prebióticos, que son las sustancias que los gérmenes buenos usan para alimentarse. Muchos de estos componentes no son digeridos ni absorbidos por el bebé sino por su flora, lo cual indica nuestra profunda integración con ellos.

También a través de la leche materna, el bebé recibe anticuerpos de la madre contra todos los gérmenes que a ella le han causado infecciones durante su vida, y más aún contra aquellos a los que la madre esté combatiendo en ese momento, y evita que los malos se integren en la flora del bebé.

La higiene y la flora intestinal

Ahora el bebé ya está preparado para que sigan llegando gérmenes del entorno, lo cual aumenta si tiene hermanos, o mascotas, y cuando empieza a tocarlo todo y a meterse las manos en la boca. De nuevo, mucha gente se agobia al pensar en las infecciones y limpian de forma compulsiva. Pero no entienden que eso no solo no sirve, ya que es poner puertas al campo, sino que es perjudicial. Normalmente, los gérmenes que eliminas limpiando son los menos agresivos y resistentes. Gérmenes que, en general, serían buenos componentes de nuestra flora. La mayoría de las veces, los peores son los que resisten a los jabones y a los antisépticos.

Por eso lo ideal es mantener unas condiciones de higiene bastante laxas. Sin recurrir a antisépticos y limpiando lo normal, nuestras condiciones de salubridad ya son infinitamente mejores que en épocas anteriores. Tu bebé no necesita ir más allá.

Particularidades si tu hijo nace por cesárea

Cuando un bebé no nace de parto natural, sino por cesárea, esto cambia radicalmente. El bebé no recibe la primera carga de gérmenes vaginales de su madre. Pierde esa herencia de flora buena que ha ido pasando de generación en generación. En su lugar, recibe microbios del hospital donde le han hecho la cesárea. Estos son una selección de bichos agresivos, causantes de enfermedades y bastante resistentes, que encontrarán todo el terreno libre para ellos.

Por eso con tanta frecuencia se ha relacionado el hecho de nacer por cesárea con la dermatitis atópica, las alergias alimentarias, la hiperreactividad y las enfermedades autoinmunes. Todas ellas son producidas por una mala regulación del sistema defensivo desde el nacimiento y en las primeras etapas de la vida.

Sabiendo esto, hay un argumento importante para recurrir a las cesáreas solo cuando realmente sean necesarias. Hay países donde las cesáreas superan a los partos normales, y eso no es por una necesidad biológica. Si fuese así, la mitad de los partos hubieran provocado la muerte de la madre o del bebé antes de que se normalizaran las cesáreas modernas.

Hay profesionales que tienden a recurrir a la cesárea con más facilidad que otros. Y hay madres que también piden la cesárea, a veces incluso antes de empezar el parto. Pero eso tiene un coste importante para el bebé. En los niños que nacen por cesárea, cada vez se implementan más medidas destinadas a compensar esa flora desde el principio.

¿La leche artificial afecta a la flora intestinal del bebé?

Un bebé, haya nacido de parto o por cesárea, puede alimentarse con leche materna o con leche artificial. Como hemos visto, en la leche materna hay tres elementos de gran importancia para la flora intestinal del bebé:

- El niño chupa constantemente el pecho y recibe así nuevos gérmenes de la piel de la madre. Cuando toma biberón, los gérmenes que recibe son los que crecen en una superficie inerte como es la tetina del biberón, sometidos a una selección negativa por limpieza, y que facilita la pervivencia de los más resistentes. Es el caso de un hongo llamado «cándida», que causa muchas infecciones en la boca de los bebés que toman biberón.

- En la leche materna, hay anticuerpos que eliminan parte de los gérmenes agresivos que entran en el intestino del bebé por otras vías. Son gérmenes contra los que la madre ha generado anticuerpos porque, en algún momento de su vida, ha sufrido una infección causada por ellos. Estos anticuerpos no están presentes en la leche artificial.
- La leche materna contiene prebióticos (sustancias de las que se alimenta la flora buena) y probióticos (gérmenes buenos), ya que no es estéril, que van reforzando una flora beneficiosa mientras el bebé siga tomando el pecho. Puesto que se reconoce la importancia de ambos factores, en las leches artificiales se están añadiendo tanto probióticos como prebióticos a su composición.

Las empresas que producen leche artificial siguen investigando todas estas ventajas de la lactancia materna para ofrecerlas a los niños que no pueden tomarla. Y lo cierto es que se está avanzando en ese camino. Si tu hijo toma biberón y la leche que le das no contiene probióticos y prebióticos, necesita que se los aportemos, ya sea cambiando a una leche que sí los tenga o con suplementos específicos. Estas ventajas de la leche materna son una de las razones por las que los bebés que toman leche artificial suelen tener más cólicos del lactante que los que toman pecho.

Los antibióticos en los primeros meses de vida

Los antibióticos son una de las grandes familias de medicamentos de la farmacia moderna. Se trata de sustancias extraídas de la naturaleza que interfieren con el crecimiento de las bacterias. Su descubrimiento fue uno de los grandes avances de la medicina. Hubo épocas en las que un gran porcentaje de las muertes eran a causa de las infecciones bacterianas. Algunas de ellas se propagaban en forma de epidemia y generaban millones de muertes. Hoy, los antibióticos han acabado con esto.

En los primeros días o semanas de vida de un bebé, las infecciones bacterianas son especialmente peligrosas, ya que el sistema defensivo del recién nacido cuenta con menor capacidad frente a ellas. Una infección bacteriana antes de los tres meses puede generar con mayor frecuencia más sepsis (infección generalizada grave) o meningitis que en los niños mayores.

El *Estreptococo agalactiae* del grupo B (SGB) es un microbio presente en la vagina de algunas madres; aunque ellas no sientan ninguna molestia, si forma parte de la flora que el bebé recibe al nacer, tiende a proliferar, por lo que causa infecciones. Antes de que se descubriera, había niños que morían debido a infecciones rápidas en los primeros días de vida. Cuando se demostró que muchos de ellos fallecían por este germen, se instauraron protocolos para detectar a las madres que lo tenían en su flora vaginal antes del nacimiento de su hijo. En la actualidad, a estas madres se les administra antibióticos antes de parir para eliminarlo. Y a los recién nacidos se les sigue de cerca para tratarlos con antibióticos si aparecen síntomas de infección.

Los primeros protocolos incluían la administración al bebé, nada más nacer, de antibióticos contra el SGB. Hoy en día, se tiende más al seguimiento que a la administración de antibióticos desde el primer momento, porque sabemos que, con todos los gérmenes malos, también mataremos el resto de la flora buena que había recibido al nacer. Sin embargo, esto no significa que los antibióticos sean malos. Son una herramienta que aprendemos a utilizar mejor cada día. De modo que si un bebé tiene que recibirlos, especialmente en los primeros meses de vida, conviene que restauremos la flora del bebé tras administrárselos, y así no dejar su nueva composición al azar. Esto puede hacerse dando probióticos durante y después del tratamiento antibiótico.

¿Cómo sé si la flora de mi bebé es buena o mala?

Si un niño solo se alimenta con leche, las características de las heces varían sobre todo en función de su flora. Cuando empiece la alimentación complementaria, cambiará más en función de lo que coma. Si toma biberón, también puede haber cambios bruscos al modificar la marca de leche.

Pero mientras solo sea leche materna o no cambies de marca de leche artificial, una modificación significativa en el olor, la consistencia y el color de las heces indica un cambio relevante en la flora intestinal. Si este se acompaña de molestias de barriga, ya sea por una mayor cantidad de gases o porque los nuevos gérmenes están agrediendo a la mucosa, nos dice que la flora nueva no es buena. A veces se acompaña de vómitos, diarrea y fiebre (y provoca una gastroenteritis), mientras que otras solo hay unas molestias leves de barriga que generan dolor.

Veamos algunos problemas adicionales que pueden indicar que la flora intestinal no es buena:

- Dermatitis atópica. Es una tendencia de la piel a inflamarse ante cualquier agresión más llamativa de lo normal. Indica que hay una respuesta excesiva del sistema defensivo en la piel. Como en el intestino se encuentra el setenta por ciento del sistema inmunitario, una flora agresiva hará que esté más activo y responda de forma más llamativa en el resto del cuerpo.
- Dermatitis del pañal frecuentes. Si en el intestino hay una flora mala, saldrá a la zona del pañal cada vez que el bebé hace caca. Algunos de estos microbios pueden infectar la piel y dar lugar a una inflamación que será más frecuente en los niños que tienen una flora intestinal mala.
- Alergias alimentarias. Se trata de una respuesta errónea del sistema defensivo. Cuando hay un daño en algún tejido, su trabajo es buscar al culpable y eliminarlo. Si un bebé

tiene una flora agresiva que daña la mucosa intestinal, el sistema defensivo se activa y busca al culpable más recurrente. Si cree, erróneamente, que el responsable del daño es un alimento que pasaba por ahí, reaccionará contra él para eliminarlo cada vez que lo detecte. Con una flora agresiva, aumenta el número de veces que se activa el sistema defensivo y puede equivocarse.

- Gastroenteritis frecuentes. Es una infección que afecta al tubo digestivo. Se produce cuando un microbio prolifera tanto que domina el entorno y empieza a agredir las mucosas. Cuanto más variada sea la flora intestinal formada por gérmenes buenos, más difícil será que esto ocurra. Si hay una flora con pocos «bichos buenos», es más fácil que al llegar «el malo» se lo quede todo y genere una infección.

Cómo corregir una flora alterada

Cuando esto ocurre, la solución es restablecer una flora adecuada, lo que podemos hacer aportando gérmenes buenos. Para eso sirven los probióticos: son suplementos que contienen millones de colonias de gérmenes concretos que consideramos buenos. El efecto de mejora sobre los síntomas se nota al cabo de unos días. Pero la flora es algo tan voluble que, si queremos que se estabilice el cambio, hay que aportar los probióticos durante semanas o meses.

Cuando vemos que no acaba de mejorar, significa que hay más factores. Por ejemplo, en el caso del bebé que toma biberón de leche artificial, debemos pensar en intolerancia a la lactosa si tiene muchos gases, se le irrita la zona del pañal y no mejora con probióticos. No mejorará hasta que eliminemos la lactosa de la dieta. Hablaremos más adelante de esta y otras intolerancias y alergias.

Para que a largo plazo el bebé conserve una flora adecuada, necesita recibir en su dieta lo que los gérmenes buenos usan para alimentarse: prebióticos. Tanto los prebióticos como los probióticos están presentes en la leche materna y cada vez son más las marcas de leche infantil que imitan esta composición.

La flora intestinal de un bebé va cambiando desde su nacimiento y en ello afecta:

- Su forma de nacer. Mejor parto que cesárea.

- La alimentación del bebé. Mejor lactancia materna. Si toma fórmulas infantiles, deben contener probióticos y prebióticos.

- La higiene. Una higiene excesiva es contraproducente.

- El uso de antibióticos. Si son necesarios, debemos restaurar la flora tras su uso.

La flora intestinal puede hacer que cambien las características de las heces (el color, el olor, la consistencia y la frecuencia). Pero consideramos que es una flora inadecuada solo si genera molestias. Cuando esto ocurre, podemos restaurar una flora adecuada usando probióticos y prebióticos. Pero es importante entender que debe ser una intervención a largo plazo.

17

El pseudoestreñimiento del lactante

Se conoce también como «disquecia del lactante». Se trata de otro de esos procesos que todos los bebés tienen que hacer en los primeros meses de vida y que cuando se tuerce puede generar problemas.

Ya hemos visto cómo los gases pueden llegar a ser un problema si:

- El bebé come con ansiedad o tiene un mal agarre, lo que facilita que entre más aire.
- El niño fabrica más o menos gases en su intestino debido a una mala flora microbiana.

El pseudoestreñimiento es la tercera causa que hace que un niño acumule muchos gases y aumente la presión hasta generar un llanto inconsolable. Los gases no salen porque algo lo impide.

Qué es el estreñimiento en un lactante

El bebé tiene estreñimiento cuando hace caca dura y con dolor, que también se genera con la acumulación de heces. Asimismo, algunos hablan de «estreñimiento» cuando no se evacúa con la frecuencia «debida». Pero eso es muy relativo en el lactante: puede hacer una deposición con cada toma o no hacer ninguna en más de un mes... Sí, sí: un mes.

Lo importante cuando un bebé no hace caca es lo siguiente:

- ¿La caca es dura o blanda? Si es dura, hablaríamos de estreñimiento. Esto a veces ocurre en el bebé que toma leche artificial, pero es rarísimo en el que toma leche materna. Lo más frecuente en el lactante es que, tras días sin hacer caca, cuando la hace sea blanda. A veces la primera es algo más consistente, pero no son bolas, y luego es prácticamente líquida con grumos.
- Al no evacuar, ¿hay un dolor que arrastre al bebé a llorar de forma inconsolable?
  - Si un bebé pasa semanas sin hacer caca pero no hay llanto inconsolable en ningún momento, es porque no hay una presión excesiva por retención de caca y gases.
  - Pero si el bebé presenta un llanto que no cede al entretenerlo ni al darle de comer y tiene la barriga hinchada, puede ser porque, debido a la retención de heces y gas, haya tal presión que le causa un dolor insoportable y el bebé no consigue vaciar la barriga.

Según la respuesta a estas preguntas, podemos hablar de tres situaciones diferentes:

- El estreñimiento. Cuando las heces son duras y generan dolor por retención o al salir.
- El pseudoestreñimiento por absorción completa. Cuando tarda en hacer caca días o semanas, pero no hay llanto inconsolable de modo que, al salir, es blanda y no duele.
- El pseudoestreñimiento por falta de relajación del ano. Cuando, al ir pasando las tomas sin evacuar, la incomodi-

dad aumenta hasta llegar al llanto inconsolable. Sin embargo, cuando hace caca, es blanda y el dolor desaparece.

Veamos cada una de ellas.

El estreñimiento en un lactante que solo toma leche

Hacer caca tan dura que duela al salir es algo que no he visto aún en un bebé que tome solo pecho. Pero sí puede aparecer en el que toma leche artificial. Cuando ocurre, es algo que puede generar dolor por dos vías:

- Cuando por fin hace la caca, es tan dura que duele, e incluso a veces provoca fisuras en el ano. Una fisura es una herida porque se ha tenido que abrir el ano más de la elasticidad que tiene, o porque al salir la caca dura, ha desgastado la mucosa. El problema en ambos casos es que duele bastante y a veces sangra. Es una sangre roja llamativa que sale al final de la deposición. En los bebés que lo sufren, evacuar se convierte en algo tan doloroso que, de forma refleja, aprietan el ano cada vez que aparecen las ganas de vaciar, para evitar el dolor. Eso genera un círculo vicioso que empeora el problema, ya que cuanto más tiempo se retiene la caca, más se seca.
- Al retenerse las heces y gases, puede aparecer también dolor por aumento de la presión dentro del intestino. Sería puramente el dolor de gases porque no salen.

Soluciones para el estreñimiento en lactantes

La solución en el estreñimiento suele ser:

- Cambiar la leche que toma por una antiestreñimiento.
- Añadir un laxante osmótico que provoque la retención de agua en las heces.

Al cambiar de leche o añadir el laxante, hay una mejora clara en pocos días. Lo más recomendable en el estreñimiento es arreglarlo siempre por arriba, dejando tranquilo el culito del bebé. Por tanto, si puedes evitar actuar abajo hasta que el cambio de leche o el laxante hagan su efecto, mucho mejor. Piensa que, si ya lo tiene dañado, con una fisura por ejemplo, al manipular la zona le dolerá bastante.

Pero a veces el cambio de leche o el laxante pueden tardar días en hacer efecto y tal vez antes de que esto ocurra haya una crisis de llanto inconsolable. Solo entonces está justificado ayudar por abajo, porque al hacerlo resolveremos antes la crisis de llanto y con menos daño. Si lubricamos la zona y deshacemos las bolas de caca dura, pueden salir aliviando presión antes y con menos dolor.

Para esto suelo recomendar los microenemas de glicerina líquida. Es una solución más adecuada que:

- El supositorio de glicerina. Porque la cánula del microenema es hueca, lo que permite que salgan mejor los gases. Pero, además, el supositorio en la mayoría de los bebés se expulsa antes de que haga su efecto y se disuelva, con lo que duele al entrar y al salir.
- La sonda rectal lubricada. Aplicamos el lubricante en la punta de la sonda y la introducimos por el ano. Una vez dentro, al igual que con el microenema se harían movimientos circulares hasta que haga caca. Es más útil usar el microenema porque la lubricación de la sonda se queda muchas veces en la entrada del ano y luego, al mover la sonda en el interior, no está suficientemente lubricada

y puede doler. El microenema sería como una sonda con el supositorio de glicerina: dos en uno.

Merece la pena mencionar soluciones caseras muy usadas y que hoy en día no tienen sentido si tenemos los microenemas de glicerina: el termómetro, la ramita de geranio, el bastoncillo con aceite, la cerilla... No uses ninguna de ellas. Pueden hacer más daño.

Te explicaré cómo usarlo en el apartado de las soluciones.

El estreñimiento por mala preparación de la leche

Hay un caso en que el estreñimiento no aparece porque la leche que toma le vaya mal ni necesite laxantes, sino porque la estamos preparando demasiado concentrada. Las leches infantiles en polvo deben prepararse como indica la caja: Se mide el agua (30 ml por cada cacito de polvo) y después se añade el polvo. Al hacerlo, subirá el volumen, con lo que, si preparas 90 ml de agua con tres medidas de polvo, lo normal es que supere un poco los 100 ml una vez preparado.

Hay personas que cargan primero las tres medidas del polvo y luego completan hasta los 90 ml. El resultado es que añaden menos agua. Si hacemos esto en una toma, no pasa nada. Pero si lo hacemos por sistema, puede generar estreñimiento y a la larga incluso deshidratación severa del bebé.

El estreñimiento es hacer caca dura con dolor o retenerla tanto que duele por presión. Es muy raro que aparezca con la lactancia materna. A veces sucede con la artificial.

Si el bebé pasa días sin hacer caca, pero al salir es blanda, hablamos de pseudoestreñimiento del lactante.

Si la caca es dura con lactancia artificial:

- Cambia la leche por una antiestreñimiento.
- Usa laxantes osmóticos.
- Si hay crisis de llanto inconsolable con la barriga hinchada, usa el microenema de glicerina.

Vamos ahora a por los dos tipos de pseudoestreñimiento, que son frecuentes tanto en los bebé que toman pecho como en los que toman leche artificial.

El pseudoestreñimiento por absorción completa

A muchas personas les cuesta entender que un bebé puede pasar semanas sin hacer caca y sin que sea un problema. Los adultos comemos alimentos en los que hay partes que no pueden ser digeridas. Por ejemplo, la fibra. Pero los bebés solo toman leche, y esta no tiene nada que no sea digerible. Ya hemos visto que al principio el intestino del bebé es poco eficiente, pero mejora rápidamente, y en pocas semanas hay niños que son capaces de digerir la leche por completo.

La caca es lo que sobra. De forma que, si la cantidad que toma es casi la que necesita, no queda nada, y pueden ir pasando los días sin que salgan heces porque no hay. El bebé come tanto como necesita, lo que en algunos es mucho, pero lo digiere y absorbe todo de modo que solo expulsa gases y orina. Pueden pasar días, o incluso semanas, hasta que acumula una cantidad de caca que tenga que evacuar. En algún caso ha pasado más de un mes.

Lo llamativo es que, a pesar de no hacer caca durante tanto tiempo, el niño está bien. No presenta molestias, así que no es necesario que hagas nada.

Hablamos de pseudoestreñimiento por absorción completa cuando:

- Un bebé pasa días sin hacer caca.
- Cuando hace caca, es blanda.
- No hay dolor por acumulación de heces.
- Se produce porque el bebé está absorbiendo casi toda la leche que toma.
- No precisa tratamiento, ya que no hay molestias y es algo normal en los bebés.

El pseudoestreñimiento por falta de relajación del ano

Veamos ahora uno de los motivos más frecuentes de los cólicos del lactante. Si tuviera que poner por orden las siete causas, empezando por las más habituales, esta sería la primera, tanto de los cólicos como de situaciones que parecen cólicos pero no lo son.

¿Por qué tu hijo ya no hace caca como antes y puja constantemente?

El ano es el anillo que cierra el intestino por abajo. Es el que se encarga de abrir y cerrar la salida de heces.

Al nacer, la mayoría de los bebés tienen el ano relajado, por lo que casi siempre está abierto. Por eso vemos que, en las primeras semanas de vida, lo habitual es que coma y evacúe prácticamente de inmediato. Recuerda que, en cuanto el estómago empieza a llenarse, aparece el reflejo gastrocólico, que activa el movimiento y lo que sobra es empujado hacia fuera. Vemos que el bebé tiene entonces retortijones, que es el movimiento de tripa, y la caca sale. Hay niños que comen y hacen caca al mismo tiempo.

Esto puede cambiar de un día para otro. El ano va reforzándose en las primeras semanas de vida y, de repente, un día vemos que el proceso es como siempre: come, se mueve la tripa, da apretones... Pero no sale nada. Los apretones o pujos se vuelven más intensos de lo habitual y más persistentes, pero sigue sin salir nada. Algunos niños dan pujos casi todo el día, incluso dormidos.

Lo que ha ocurrido es un ejemplo claro de un desajuste en la evolución del bebé. El ano ya tiene fuerza, con lo que puede abrirse o quedarse cerrado. Su estado normal es cerrado, y el bebé tiene la capacidad de relajarlo para que se abra. El problema es que aún no domina esa nueva habilidad. No sabe cuándo tiene que abrir la puerta ni cómo se hace.

Debería abrir la puerta cuando haya movimiento de tripa, porque, si relaja cuando el intestino no se mueve, no saldrá nada. Del mismo modo, si cuando hay retortijones al intentar vaciar sigue cerrado, tampoco vaciará. Al final solo hace caca cuando coinciden el movimiento del intestino y la relajación del ano. Y, a diferencia del estreñimiento, cuando hace caca suele ser blanda y no duele al salir. Puede haber dolor por retención de heces y gases, pero no hay fisura, ni sangrado ni dolor con la expulsión.

Aunque no hagamos nada, es algo que, antes o después, todos acaban aprendiendo a manejar. De forma espontánea, algunos lo hacen en unos días y otros tardan meses. La acumulación de heces y gases es molesta y, cuando por casualidad relaja el ano coincidiendo con el movimiento de tripa, se vacía, la presión baja y las molestias desaparecen.

El cerebro del bebé es muy simple: refuerza las conductas que producen placer o eliminan dolor. Cuando al vaciar desaparece el dolor, el cerebro revisa todas sus capacidades y comprueba qué ha cambiado para que esto ocurra. Si en una de las veces detecta que simplemente relajó el ano, ya está. Se forma un reflejo que actúa en cuanto nota molestias de barriga, relajando el ano. Ya ha aprendido.

¿Qué podemos hacer en el pseudoestreñimiento por falta de relajación del ano?

Este es uno de esos problemas que se meten en el saco de los cólicos, pero que, en la mayoría de los casos, realmente se resuelve solo antes de los cuatro meses de vida. ¿Significa esto que no es necesario actuar? Pues no. Porque hay casos en los que el bebé lo pasa bastante mal y podemos hacer dos cosas:

- Acabar con las crisis de llanto cuando se producen.
- Propiciar que pueda aprender antes a controlar esta nueva habilidad.

En el apartado anterior, vimos que la mejor solución es resolverlo desde arriba, modificando la leche o con laxantes osmóticos. En este caso, no sirven estas soluciones. La caca es blanda y, si la hacemos más líquida, aumentaremos el volumen estimulando el movimiento del intestino. Pero, si se encuentra con la puerta cerrada, no logrará expulsar nada y simplemente tendrá más retortijones. El bebé empeorará.

En el pseudoestreñimiento por falta de relajación del ano, la caca es blanda y no hay que dar leches antiestreñimiento ni laxantes. La solución es la misma que teníamos como último recurso en el estreñimiento: el microenema de glicerina. Aquí la principal duda es cuándo usarlo. Hay quien dice que cuando supere un número determinado de días o de horas sin evacuar. No es así por dos motivos:

- Un niño que tiene pseudoestreñimiento por falta de relajación del ano puede tener también pseudoestreñimiento por digestión completa. Puede pasar una semana sin hacer caca porque no hay sobras que expulsar. En ese momento no sería necesario hacer nada porque el bebé está bien. De repente, puede empezar a sobrar, y el bebé acumula heces porque no relaja el ano y la presión aumenta. Notaremos que esto es así porque la barriga está cada vez más dilatada y el bebé, más molesto.

- La manipulación frecuente tiene el riesgo de generar daño en la zona del ano y hacer que se refuerce su cierre como defensa, con lo que empeoraría el problema.

Para alcanzar el equilibrio entre ambas situaciones, prueba lo siguiente:

- Usa el microenema solo cuando haya crisis de llanto inconsolable con la barriga hinchada. Da igual cuántos días lleve sin hacer caca: si no hay dolor insoportable, se trata de pseudoestreñimiento por absorción completa.
- Tampoco importa cuántos pujos dé. Si no hay dolor insoportable, es mejor dejarle que intente resolverlo sin usar el microenema.
- En cambio, cuando hay dolor insoportable, está totalmente indicado usar el microenema, porque, en menos de un minuto, el dolor puede desaparecer, mientras que, si no haces nada, persiste durante horas.

Habrá quien te diga que no lo hagas porque:

- Puedes hacerle daño. Si el bebé está llorando de forma desconsolada y al ponerle el microenema vacía la barriga, la presión desaparece y con ella el dolor, no le has hecho daño, sino que le acabas de hacer un gran favor.
- Se puede acostumbrar y no hacer caca si no le estimulas. Pero, en realidad, todos aprenden antes o después a regu-

lar el cierre del ano. Este aprendizaje está promovido por el interés del bebé por evitar el dolor. Cuanto más intenso es el dolor, y mayor el alivio, más fácil es que aprenda. El bebé aprende en una de las veces que uses el microenema, porque el dolor pasa de ser muy intenso a desaparecer de repente. Si el cerebro detecta que lo único que ha cambiado es que el ano se ha relajado, refuerza esa conexión y no vuelve a necesitar más microenemas.

Así que úsalo solo cuando tenga crisis de llanto inconsolable, porque acaba con la crisis y favorece que aprenda.

Al nacer, la mayoría de los bebés no tienen fuerza en el ano.

En las primeras semanas de vida, va aumentando su potencia hasta que es capaz de cerrarlo por completo.

Si no coordina la apertura con el movimiento de tripa, pueden retenerse heces y gases hasta generar llanto por presión.

Puedes ayudarle con microenemas de glicerina:

- No le haces daño. Le ayudas.

- No genera dependencia. Aprende.

- Úsalo solo cuando haya crisis de llanto inconsolable con la barriga hinchada.

18

Las alergias alimentarias

En los primeros meses de vida, el bebé tiene que relacionarse de forma adecuada con el alimento, digerirlo y tolerarlo como algo que necesita para vivir. Cuando esto no funciona bien, pueden aparecer alergias o intolerancias alimentarias. No son lo mismo.

¿Qué es una alergia alimentaria?

Al nacer, todo bebé necesita que su sistema defensivo elabore un catálogo de aquello con lo que contacta. Fundamentalmente, tiene que establecer dos categorías:

- Sustancias dañinas. Han producido daño en algún momento. El sistema defensivo debe responder contra ellas para eliminarlas.
- Sustancias inocuas. Nunca han sido asociadas a una agresión y, por tanto, no merecen la respuesta del sistema inmunológico.

La función del sistema defensivo es crucial. De él depende la supervivencia en nuestro entorno, porque todo ser vivo ocupa un espacio que otros muchos quieren conquistar. Tan malo es que no responda ante algo dañino (porque seguirá agrediendo hasta poner en peligro la salud) como responder erróneamente ante algo que en realidad era inocuo, ya que la propia respuesta puede generar el daño que pretendíamos evitar. Las alergias se producen en estas situaciones en las que el sistema defensivo ataca a algo que en realidad es inocuo.

Pueden aparecer ante cosas con las que contactamos a través de la piel (dermatitis alérgicas), de las vías respiratorias (rinitis, laringitis, bronquitis alérgicas...) y digestivas (alergias alimentarias). Se producen cuando el sistema defensivo ha cometido el error de asignar la etiqueta de «dañino» a algo que es «inocuo». Estas etiquetas tienen dos formas:

- Los anticuerpos contra la sustancia «dañina». Los anticuerpos o inmunoglobulinas así catalogados son moléculas que produce el sistema defensivo y libera en sangre y en los demás tejidos para que se activen, generando una alerta si contactan con la sustancia específica contra la que están diseñados. Cuando se activan, llaman al resto del sistema defensivo para que actúe, provocando inflamación. Tenemos miles de anticuerpos diferentes en nuestro cuerpo. Hay varios tipos con pequeños matices entre ellos. Las inmunoglobulinas E son las más relacionadas con las alergias graves. Hay otras, como las A, que actúan más en las mucosas, o las G y M presentes en sangre, que suelen responder frente a infecciones. Estas inmunoglobulinas o anticuerpos pueden detectarse en una analítica de sangre, lo cual ayuda a diagnosticar la causa de una alergia.
- Las células que guardan memoria específica contra ciertas sustancias. Algunas células del sistema defensivo maduran respondiendo a una agresión concreta, y a partir de ahí se especializan en atacar cuando detectan a ese agresor. El pro-

blema es que pueden generar una alergia sin anticuerpos que puedan detectarse en las analíticas y complican el diagnóstico.

El sistema defensivo debe catalogar cada sustancia con la que contacta como «dañina» o «inocua».

Una alergia es un error en el que se cataloga como dañino algo que era inocuo.

Hay varios tipos de alergia:

- Alergias mediadas por IgE (análisis de sangre de inmunoglobulina E). Se detectan anticuerpos en la analítica, y el organismo reacciona cuando contacta con el alérgeno.

- Alergias no mediadas por IgE. No se detectan en la analítica, pero el cuerpo reacciona cuando contacta con el alérgeno.

- Personas con IgE que no generan alergia. Pese a que tienen anticuerpos en la analítica, al contactar con el alérgeno no se produce reacción alérgica.

El origen de las alergias alimentarias

El sistema defensivo contacta constantemente con cosas nuevas, ante las cuales reacciona de dos formas distintas:

- Cuando no hay ningún daño asociado en el organismo, le asigna la etiqueta de «inocuo».
- Si detecta que hay un daño asociado, le asigna la etiqueta de «dañino» y activa todo su arsenal para eliminarlo.

Esto, que parece muy sencillo, es en realidad bastante complejo. Se pueden producir errores. Piensa en el sistema defensivo como la policía del cuerpo. Cuando hay un crimen, empieza a buscar sospechosos. En la mayoría de los casos, encuentra al culpable y actúa contra él. Pero nada es infalible y puede equivocarse.

Pongamos un ejemplo. Un bebé nace y en las primeras horas de vida tiene contacto con miles de moléculas nuevas y con gérmenes. Si entre todos los gérmenes nuevos hay uno agresivo y sufre una leve infección que afecte a su intestino, dará lugar a un daño sobre la mucosa. Hay un ataque y se activa el sistema defensivo. Llegan al foco de la infección y empiezan a catalogar cosas desconocidas en la zona donde hay daño, buscando al causante. Es un microbio.

Las proteínas de la leche de vaca son mucho más llamativas que los microorganismos. Y, casualmente, este niño ha tomado por primera vez leche artificial en biberón. Esas proteínas están presentes en el foco de la infección, junto al germen agresor. El sistema defensivo, que aún no es muy experto, detecta la leche y decide catalogarla de «dañina». El daño generado por el microbio era mínimo, pero la leche está en contacto con la mucosa de la boca, la garganta, el esófago, el estómago y todo el intestino. Al detectarla, el sistema defensivo genera una reacción inflamatoria en todas las mucosas, dando lugar a moco, vómitos, diarrea y dolor. Esta reacción puede ser más o menos intensa. En algunos casos provoca una leve molestia de barriga cada vez que toma leche, y en otros pone en peligro la vida si hace un shock anafiláctico.

No entres en pánico. En los primeros contactos, no se producen shocks anafilácticos. Si funcionase así, nadie sobreviviría.

Una vez detectado algo que cataloga como «dañino», el cuerpo sigue afinando la respuesta, de forma que:

- Si tiene futuros contactos sin daño asociado, la respuesta se debilita, y se genera tolerancia.
- Si cuando contacta aparecen daños más intensos, la respuesta se intensifica.

Especialmente en las primeras etapas de la vida, el cuerpo tiende a la tolerancia porque busca adaptarse al entorno integrándose lo máximo que pueda. Así, la mayoría de las alergias de los primeros meses desaparecen en los siguientes años.

Cuando, con los primeros contactos, se asocia un daño con un alérgeno, el sistema inmunitario puede cometer un error y creer que la causa es el alérgeno.

Una vez que el alérgeno es catalogado como «dañino», la respuesta puede:

- Intensificarse, si en sucesivos contactos hay daño asociado.

- Debilitarse, si tiene contactos en los que no se detecta afectación de los tejidos.

¿Cuáles son las alergias alimentarias que producen cólicos del lactante con más frecuencia?

Suelen ser las proteínas de la leche de vaca, el huevo y, en muchas menos ocasiones, las legumbres, los frutos secos, el marisco, algún pescado, alguna fruta, el gluten, etcétera. La lista es muy larga, pero, por suerte, la mayoría de las alergias alimentarias responden a los dos primeros casos.

Evidentemente, el bebé no ingiere estos alimentos como tales. Las proteínas de la leche de vaca pueden llegarle si toma biberón en las fórmulas infantiles, que son una modificación de la leche de vaca. Si el bebé solo toma leche materna, tendrá contacto con estos alimentos de la dieta de su madre cuando le llegan a través del pecho. El intestino de la madre está diseñado para que digiera las proteínas y se absorban en forma de aminoácidos independientes o cadenas muy cortas, que en su mayoría no tienen capacidad de generar alergia una vez que pasan a la sangre.

Pero esa acción de barrera del intestino no es perfecta, y siempre se cuelan pequeñas cantidades de proteínas más complejas, que pueden ser identificadas por el sistema defensivo. Estas fracciones de proteínas reconocibles pueden pasar a la leche materna y llegar al intestino del bebé.

Por otro lado, muchas veces se confunden las proteínas de la leche de vaca (que son las que producen alergia) con la lactosa (que es el azúcar de la leche). Hay alimentos que contienen lactosa y, otros, proteínas. Por ejemplo, el yogur y el queso en la fermentación pierden la lactosa, pero tienen proteínas de la leche de vaca. Otros alimentos como los embutidos suelen contener proteínas de la leche de vaca. Cuando hablamos de eliminar la leche en la dieta de una madre que da el pecho, nos referimos a las proteínas de la leche, lo que implica suprimir todo alimento que contenga leche en sus ingredientes.

Otra confusión es pensar que puede sustituirse la leche de vaca por leche de otros mamíferos, como la cabra o la oveja. Estas leches son bien toleradas por los intolerantes a la lactosa. Pero contienen proteínas similares a las de la leche de vaca, y por tanto provocan las alergias cruzadas. Para saber si en una alergia a la leche de vaca hay que eliminar también la de cabra y oveja, habrá que ver cómo reacciona el bebé cuando se incluyen estas leches en la dieta de la madre.

La alergia más frecuente es a las proteínas de la leche de vaca. Aparece con más frecuencia si el bebé toma biberón con fórmulas infantiles fabricadas a partir de leche de vaca.

Si toma leche materna, puede generar alergias a cualquier alimento que la madre tome en su dieta y pase a través del pecho.

Las alergias alimentarias más frecuentes son la leche de vaca y el huevo, si bien pueden aparecer en cualquier otro alimento ingerido por la madre.

¿Cuándo pensamos que un bebé con pocos meses tiene alergia alimentaria?

La característica más importante de las alergias alimentarias es que la reacción aparece cada vez que el sistema defensivo detecta al alérgeno. La intensidad de esta respuesta no depende de la cantidad, sino de la vía por la que tiene contacto y de lo dañino que el sistema defensivo piense que es el alérgeno.

Hay reacciones alérgicas intensas y otras que son leves. Las primeras son las más fáciles de diagnosticar. Si un bebé, en cuanto toma leche artificial, tiene una erupción llamativa por todo el cuerpo, vomita y llora mucho (y deriva en diarrea en los días siguientes), es fácil pensar que es alérgico a las proteínas de la leche de vaca.

La cosa se complica cuando la reacción es en forma de unas molestias difusas de barriga que no parecen seguir ningún patrón y unos días son mejores y otros peores, a pesar de ingerir todos los días la misma leche.

Los síntomas más habituales cuando un bebé toma algún alimento al que es alérgico son:

- Las erupciones en la piel de intensidad muy variable. Desde algún granito alrededor de la boca que desaparece minutos después de la toma, hasta dermatitis atópicas muy rebeldes a cualquier tratamiento.
- Los vómitos frecuentes, con molestias, palidez de piel y rechazo del alimento. Cuando el bebé expulsa leche con frecuencia, pero no hay ninguno de estos signos, hablamos de bocanadas. Un vómito es una compresión brusca del estómago que intenta expulsar algo que le duele. Cuando eso ocurre, el bebé está mal antes y después de vomitar, la tensión baja (lo que provoca palidez de piel y sudor frío) y el bebé rechaza el alimento porque tiene mal el estómago.
- Las diarreas persistentes. Aquí es interesante explicar lo que consideramos diarrea en un lactante. Suele decirse que

la diarrea es hacer caca líquida, abundante y frecuente. Pero en un lactante sano, la caca suele ser líquida, y puede ser abundante y frecuente si come mucho. De hecho, si el lactante hace esto y no tiene molestias, ¿qué más da que siga así durante meses? Entre eso y un estreñimiento que produzca dolor, sería preferible esta opción. La verdadera diarrea se caracteriza porque:

- Impide comer bien al bebé, ya que, en cuanto ingiere un poco de alimento, aparecen unas contracciones del intestino violentas que le generan dolor y no le permiten seguir comiendo.
- La caca resulta irritante y aparece una dermatitis en la zona del pañal, que no mejora mientras el bebé siga con diarrea.
- Ambas cosas hacen que el bebé no esté bien y tenga molestias que pueden producir un llanto inconsolable.

• La dermatitis del pañal. Se produce por la diarrea y por el propio contacto del alérgeno con la piel de la zona del pañal cuando sale.

• A veces aparece dificultad respiratoria. Si la reacción es muy intensa, puede hacer que la mucosa de la vía respiratoria se inflame hasta poner en peligro el paso de aire.

Pensaremos que un bebé es alérgico a un alimento si cada vez que contacta con él presenta alguno de los siguientes síntomas:

• Erupciones llamativas en la piel.

• Vomita con facilidad.

• Sufre diarreas persistentes.

• Tiene dermatitis en la zona del pañal.

• Aparece dificultad respiratoria.

Confirmar una alergia alimentaria en un lactante

Cuando aparecen estos síntomas de alergia, para descubrir al desencadenante hay que buscar primero a los sospechosos, porque, de entrada, cualquier cosa puede generar una alergia. Si las manifestaciones son ante todo digestivas, pensaremos que el alérgeno tiene que estar en la alimentación. La lista de sospechosos varía mucho dependiendo del tipo de lactancia que sigue el bebé:

- La lactancia materna. Si el bebé toma leche de su madre, puede presentar alergia a cualquier componente de la dieta materna que pueda pasar al bebé a través del pecho. Para afinar un poco, habría que preguntarse si las molestias son todos los días más o menos iguales o hay días muy buenos y otros, muy malos.
  - Si todos los días son malos, suele ser un alimento que está en la dieta de la madre a diario, o casi. Los dos alimentos alergénicos que casi todo el mundo tiene en su dieta diaria son los lácteos y el gluten. Entre ellos, es mucho más frecuente la afectación por la leche que por el gluten en los primeros meses de vida. Así que, si hay cólicos con los mismos síntomas de alergia cada día, el primer sospechoso será la leche de vaca.
  - Si hay días muy buenos y otros muy malos, debemos anotar todo lo que la madre ha comido en las veinticuatro horas previas al empeoramiento. Tendremos uno o varios sospechosos si al hacer este control encontramos alguna coincidencia. Si, por ejemplo, el bebé pasa mal los días en que la madre toma huevo y mejora cuando no lo ingiere durante unos días, podremos pensar que el desencadenante es el huevo.
- Si el bebé toma fórmula infantil. Las alergias suelen ser a las proteínas de la leche de vaca. En estos casos, el sospechoso es casi siempre el mismo, a no ser que el bebé esté

tomando fórmulas especiales. Por ejemplo, si toma una fórmula de soja, podría ser ese el desencadenante. Pero no es habitual porque las fórmulas de soja no se recomiendan antes de los seis meses.

Una vez encontremos a uno o varios sospechosos, debemos confirmar si son realmente responsables del empeoramiento del bebé. Para eso tenemos tres técnicas diferentes:

- Una analítica de sangre para detectar IgE frente al alérgeno.
- Realizar la prueba de Prick en la piel para ver si reacciona.
- Retirar y reintroducir el alimento en la dieta para valorar si afecta a los síntomas.

La analítica de sangre

Si vamos a lo más objetivo y técnico, diremos que hay que hacer una analítica de sangre al bebé y buscar anticuerpos IgE contra el alimento sospechoso. Si salen positivos, ¿se confirma que es alérgico y eliminamos el alérgeno de su dieta y de la de la madre si toma el pecho? No es tan sencillo. Hay muchas más opciones de las que se ven a simple vista.

Pongamos el ejemplo de la alergia a las proteínas de la leche de vaca. Con tal de valorar todas las opciones, hacemos la analítica y hay dos resultados posibles:

- La analítica dice que tiene IgE contra las proteínas de la leche de vaca. Esto en realidad indica una sensibilización, no una alergia, porque un niño puede tener estos anticuerpos, incluso en cifras altas, y no reaccionar cuando toma leche. Hablamos de «alergia» cuando el contacto con la leche genera una reacción significativa. El bebé puede ser sensible a la leche y no generar alergia cuando la toma.

- No tiene IgE contra las proteínas de la leche de vaca. Pero esto no implica que la leche no pueda generar una reacción alérgica, porque hay alergias «no mediadas por IgE», es decir, que se desencadenan por reacciones celulares sin usar los IgE.

No siempre es fácil obtener una muestra de sangre de un bebé para una analítica. Puede recibir varios pinchazos hasta conseguir la cantidad suficiente de sangre. ¿Tiene mucho sentido hacer pasar este trago al niño y a su familia si realmente no clarificará qué debemos hacer?

La prueba de Prick

Hay otra prueba que, sin extraer sangre, se realiza en la piel: la prueba de Prick. Consiste en hacer varios arañazos en la piel del bebé y aplicar sobre ellos muestras de las sustancias que queremos ver si generan alergia. Si, al cabo de un rato, la reacción es significativa en el arañazo correspondiente a una sustancia concreta, significa que el niño es alérgico a ella.

Esta prueba no detecta la sensibilidad, sino la alergia, así que sería superior a la analítica como herramienta para buscar anticuerpos. Pero también tiene sus pegas:

- Tiene riesgos mucho mayores que la analítica de sangre, ya que, en niños con una alergia muy potente a algo, la reacción puede ser tan intensa que ponga en peligro la vida del niño. La analítica de sangre puede ser dificultosa, precisar varios pinchazos y doler, pero con una prueba de Prick se corre el riesgo de desencadenar un shock anafiláctico, que es la reacción más grave que puede tenerse en una alergia.
- Además, en las alergias alimentarias, lo importante es la respuesta cuando el organismo tiene contacto con el ali-

mento por su vía normal (es decir, ingiriéndolo). El intestino, especialmente en los primeros años de vida, tiende a generar tolerancia, a interpretar que todo lo que entra por la boca es bueno mientras no se demuestre lo contrario. Sin embargo, el tejido que hay debajo de la piel hace justo lo contrario. Es como si el cuerpo entendiese que por la boca deben entrar muchas cosas, y que lo mejor, a priori, es considerarlo todo comida. Pero cuando algo nuevo llega a través de la piel, se considera que, en principio, es algo agresivo que la ha traspasado. Por eso muchas pruebas de Prick positivas no se corresponden con una reacción alérgica cuando el bebé toma el alimento por la boca. También por eso las posibilidades de que se produzca un shock anafiláctico al probar el alimento por la boca son mucho menores que si lo exponemos a él a través de una herida en la piel.

Por tanto, esta prueba es válida para detectar alergias, pero sigue sin aclararnos si es mejor mantener el alimento en la dieta o eliminarlo.

La prueba de retirada y reintroducción del alimento

Llegamos así a la tercera opción: comprobar qué ocurre cuando eliminas el alimento de la dieta del bebé durante un periodo suficiente (que suele ser de un par de semanas) y cuando vuelve a probarlo. Esta alternativa no precisa extraer sangre, tiene menos riesgo de reacción intensa y nos da una información mucho más valiosa.

Durante mucho tiempo, cuando alguien tenía sensibilización alérgica (IgE positivos) o alergia (reacción al contactar con el alimento), se le recomendaba eliminar el contacto con el alimento que lo causaba. Pero se ha visto que esto puede ser contraproducente, especialmente en los primeros años de vida. Durante esta fase inicial, se tiende a generar tolerancia y a que las alergias desaparezcan.

Cuantos más contactos se tienen con el alimento sin que haya un daño asociado, la alergia tiende a atenuarse. Por el contrario, si en uno de los contactos hay una agresión, el sistema defensivo aumenta la reacción al alimento, pensando que es la causa. Dado que, en los primeros meses, el niño tiene los anticuerpos maternos en su sangre, las infecciones son muy poco frecuentes, ya que casi todos los gérmenes presentes en el entorno del bebé son ya conocidos por el sistema defensivo de la madre. El resultado es que, entonces el azar juega a nuestro favor. Pero cuando los anticuerpos maternos van desapareciendo entre los seis y doce meses, las infecciones que afectan al bebé aumentan. Cada una de estas infecciones le activará el sistema defensivo para buscar la causa.

Si el pequeño tiene pocos contactos con el alérgeno, pero la mala suerte de que alguno de ellos coincida con una de esas infecciones, el sistema defensivo puede reforzar su idea de que es dañino y aumentar su respuesta. Por tanto, el hecho de exponer tanto como podamos al alérgeno en los momentos en los que no hay activación del sistema defensivo, es una estrategia válida para que las alergias desaparezcan.

A la hora de recomendar que se evite o se favorezca el contacto, la clave es preguntarse: ¿cómo afecta ese contacto a la calidad de vida del bebé?

- Si genera vómitos, dolor, ahogo, inapetencia, irritabilidad, dificultad para dormir, una dermatitis atópica intensa..., será lógico que evitemos el contacto, ya que ese daño generado por la reacción alérgica retroalimenta la respuesta, hace que no se genere tolerancia, y empeora la calidad de vida del niño de forma evidente.
- Pero si, aunque tenga una analítica con IgE positiva (sensibilización) y un Prick positivo (alergia), al contactar con el alimento por la boca los síntomas son inapreciables, lo

mejor es que siga tomando ese alimento, ya que no empeora su calidad de vida y generará tolerancia.

Además, el hecho de eliminar el alimento sí supone un empeoramiento en la calidad de vida de la familia. Esto es algo que a veces no se valora. Si una madre debe eliminar alimentos de su dieta porque da el pecho y el niño tiene una analítica o un Prick positivos, empeorará su calidad de vida, ya que limita su dieta (es decir, su vida). Esto está justificado si supone una mejora en la calidad de vida del niño. Pero cuando no es así, es mejor dejar a la madre libertad para alimentarse y favorecer así la tolerancia del bebé.

Por tanto, la forma más eficiente de valorar una alergia en un bebé es eliminar el alimento sospechoso de la dieta durante dos o cuatro semanas. Si hay una mejora clara de su calidad de vida, puede confirmarse que era la causa porque, al reintroducirlo en su dieta, habrá un empeoramiento de la calidad de vida con síntomas similares a los que tenía antes de la retirada.

Si los síntomas eran muy intensos, la prueba de tolerancia posterior debería realizarse en un servicio médico con los medios precisos para atender de forma inmediata al bebé en caso necesario. Aunque cuando es muy evidente la mejora y la reacción era muy fuerte, esta prueba de tolerancia puede retrasarse unos meses. No es necesario que se haga al cabo de dos semanas.

La prueba de tolerancia al cabo de dos semanas es más útil en los casos en los que no está claro. Recuerda que un bebé que llora mucho puede hacerlo simultáneamente por varias causas. Así, si sospechamos una alergia a las proteínas de la leche de vaca y eliminamos la leche de su dieta, puede haber una mejora parcial, pero no completa, si el bebé además tiene reflujo.

En estos casos, dado que el bebé sigue llorando, podríamos pensar que no era alérgico, pero al reintroducir la leche veríamos un empeoramiento claro. Eso nos indicaría que el niño es alérgico, pero que hay algo más (en este ejemplo, el reflujo). Solo mejoraría del todo si eliminamos la leche y, al mismo tiempo, tratamos el reflujo de forma adecuada.

Sé que, entre todos los problemas descritos, este es el más complicado. Por eso, en el apartado de las soluciones, repasaremos conceptos y resumiremos cómo aclarar si existe el alérgeno, cuál es y qué hacer al respecto.

Para confirmar una alergia alimentaria podemos usar tres métodos:

- Una analítica de sangre para detectar anticuerpos detecta sensibilización, pero hay niños que, incluso teniendo anticuerpos, no reaccionan al alérgeno. También hay alergias que no presentan anticuerpos en la analítica.

- La prueba de Prick detecta alergia, pero puede reaccionar en la prueba y no hacerlo cuando toma el alérgeno por la boca. Es la opción con más probabilidades de provocar una reacción grave.

- La retirada y reintroducción del alimento nos indica si hay alergia, y la intensidad de la misma, cuando toma el alimento.

¿Cómo valorar si mantenemos o retiramos el alimento de la dieta?

- Si empeora claramente la calidad de vida del bebé, debe eliminarse.

- Si no hay una afectación clara, hay que mantenerlo en la dieta.

La prueba de retirada y reintroducción del alimento es la que nos da información más fiable y la que más nos aclara qué hacer con el alérgeno.

19

La intolerancia alimentaria

Las intolerancias son muy distintas a las alergias. Cuando alguien toma un alimento y no es capaz de digerirlo, decimos que tiene intolerancia. No hay una reacción directa del sistema defensivo frente al contacto. Simplemente, no somos capaces de procesarlo rompiéndolo bastante para poder absorberlo.

El problema es que, cuando no lo hacemos, queda libre en el intestino para que la flora lo aproveche. Este recurso extra puede distorsionar la composición de nuestros gérmenes intestinales y favorecer que proliferen algunos que no lo harían sin ese alimento tan abundante. Esta alteración de los microbios provocará síntomas negativos.

A diferencia de la alergia (en la que el contacto puede generar reacción, aunque sea mínima), las intolerancias dependen de la cantidad. Si un bebé toma una cantidad pequeña del alimento al que es intolerante, los síntomas son casi inapreciables. Serán más intensos cuando la cantidad sea suficientemente abundante. Por eso las cantidades que pueden pasar de la alimentación de la madre, a través del pecho, a la leche materna son tan pequeñas que no pueden generar intolerancia.

El único componente que a veces puede generar intolerancia en la leche materna es la lactosa. Y es muy raro que se manifieste, aunque no imposible. Por tanto, cuando hablamos de intolerancias en un lactante, suele tratarse de un bebé que está tomando fórmula infantil en biberón. Las dos intolerancias más habituales con la leche artificial son a la lactosa y a las proteínas de la leche de vaca.

La intolerancia es la incapacidad para digerir un alimento.

Los síntomas aparecen por una alteración de la flora intestinal al disponer de un recurso que queda libre porque no podemos absorberlo.

La reacción no depende del contacto, como en las alergias, sino de la cantidad.

Las intolerancias en bebés que solo toman leche materna son excepcionales.

En bebés que toman leche artificial, puede haber intolerancia a la lactosa o a las proteínas de la leche de vaca.

La intolerancia a la lactosa

El ejemplo más habitual de intolerancia en estos primeros meses es la que puede aparecer con la lactosa, que es el azúcar más abundante en la leche de vaca. También está presente en la leche materna, aunque con una diferencia muy importante que explicaré más adelante.

Se trata de un disacárido, es decir, un azúcar doble que debemos romper en dos azúcares simples para poder ser absorbidos por la pared del intestino. Esta ruptura la realiza una enzima llamada «lactasa». La producen las células del intestino que están en la capa más superficial de la mucosa.

Pueden aparecer intolerancias a la lactosa en tres situaciones diferentes:

- En personas que no producen lactasa por un defecto genético. No suelen tener problemas para digerir la leche materna porque las madres liberan lactasa en la leche (con lo cual se rompe y absorbe, aunque el bebé no produzca lactasa en su intestino). Por tanto, en bebés de menos de cuatro meses, si hay intolerancia a la lactosa solo se manifiesta en los niños que toman biberón de fórmula infantil, que contiene lactosa, pero no lactasa.
- Cuando la edad provoca una pérdida de la producción de lactasa, algo normal en la mayoría de las razas. Así que, por encima de los dos o cuatro años, se empieza a manifestar intolerancia a la lactosa. Esto es algo que ocurre mucho menos en las civilizaciones ganaderas de vaca en las que la leche ha sido un alimento importante desde hace milenios. En ellas, ser tolerante a la lactosa durante toda la vida mejoraba la supervivencia, ya que permitía alimentarse de la leche en vez de tener que comerse la vaca. Se cree que hace unos diez mil años, una mutación que hacía perdurar la producción de lactasa toda la vida empezó a extenderse en las poblaciones ganaderas asociadas a la vaca. Así, en la región escandinava, la frecuencia de intolerantes a la lactosa no llega al uno por ciento. Sin embargo, en la zona mediterránea, la ganadería estuvo asociada a la cabra y la oveja. Estas especies, como la humana, producen lactasa en la leche, con lo cual no era determinante producirla fuera de la infancia. El resultado es que en la zona mediterránea puede haber hasta un veinte o veinticinco por ciento de adultos intolerantes a la lactosa. Esta pérdida de la capacidad de producir lactosa es algo que ocurre habitualmente por encima de los dos o cuatro años, así que no afecta a los bebés que sufren cólicos del lactante.
- En los casos en que alguien que produce lactasa con normalidad sufre un daño de la mucosa intestinal que hace que se pierdan las células que producen la lactasa. Se ma-

nifiestan entonces los mismos síntomas de intolerancia, pero puede volver a tolerar la lactosa si se regenera la mucosa. Esta intolerancia transitoria ocurriría si un bebé sufre una gastroenteritis que altere su mucosa intestinal y está tomando fórmula infantil con lactosa, pero sin lactasa. Se puede mantener la intolerancia hasta que se repara la pared del intestino y recupera su capacidad de producir lactasa.

Los síntomas de la intolerancia a la lactosa

Cuando un bebé de pocos meses toma fórmula infantil con lactosa y no tiene capacidad de digerirla, esta permanece sin absorber en el intestino. Las bacterias la aprovechan fermentándola y produciendo ácido láctico.

El resultado es el siguiente:

- Un aumento de los gases. La fermentación es el proceso químico por el que las bacterias consiguen extraer energía de los azúcares. En esta reacción se liberan abundantes gases malolientes.
- Una caca más ácida. En la fermentación, la lactosa acaba transformándose en ácido láctico. El resultado será doble:
  - La acidez sigue quemando la mucosa evitando que se regenere, de modo que, mientras siga tomando lactosa, la pared seguirá dañada. Recuerda que las células que producen lactasa están en la capa superficial de la mucosa intestinal, así que el círculo vicioso persiste mientras la leche siga aportando lactosa.
  - Al salir, la caca quema la piel alrededor del ano. Si no la protegemos, cada vez que evacúa quema la superficie que toca. Puede protegerse con pastas al agua, que hacen una capa impermeable. Pero mientras persista la

intolerancia a la lactosa, y el bebé siga tomando leche que la contenga, la acidez de las heces volverá a irritar la piel en cuanto la caca la toque.

- Una distorsión de la flora intestinal, que provoca la proliferación de gérmenes que no sucedería sin la lactosa. El exceso de recursos libres permite la proliferación de ciertos tipos de microbios que son capaces de aprovecharlos mejor. Esto desequilibra el ecosistema del intestino y permite que lo domine un solo tipo de germen, causando infecciones intestinales.

- La aparición de hongos, unos gérmenes que proliferan fácilmente en los bebés cuando sobran azúcares y se adaptan muy bien a la acidez; especialmente, la cándida. Es bastante frecuente que las dermatitis del pañal por intolerancia a la lactosa acaben sobreinfectadas por este hongo. Cuando ocurre, no basta con resolver la intolerancia a la lactosa para que los hongos desaparezcan. Será necesario usar cremas con antifúngicos en la zona del pañal.

- La aparición de una diarrea ácida muy explosiva y maloliente. El resultado del punto anterior lo veremos en un bebé que hace caca ácida, explosiva y con muchos gases malolientes, que produce dolor por irritación directa de la mucosa, por retortijones intensos, por la presión que genera la acumulación de gases y por la quemadura que genera en la piel al salir.

La excepción: la intolerancia a la lactosa tomando leche materna

La leche materna también tiene lactosa, de modo que, en teoría, si un bebé no produce lactasa podrían aparecer intolerancias a la lactosa (igual que con la leche artificial). Pero la leche materna también contiene lactasa. Esto hace que la lactosa se rompa antes de llegar al intestino, donde podrá ser absorbida sin problemas a pesar de que el niño no produzca la enzima. En teoría, sería imposible que un bebé que toma leche materna manifieste los síntomas de intolerancia, aunque no genere lactasa.

Sin embargo, esto ocurre en algunos casos, y la causa suele ser un vaciado incompleto del pecho. Esto sucede porque la leche que sale al principio de la toma es más rica en lactosa. Es al final de la toma cuando sale la mayor concentración de grasas y proteínas. La lactasa es una proteína, así que la mayor concentración iría al final de la toma. Si interrumpimos las tomas impidiendo un buen vaciado de la parte final rica en proteínas, la leche materna puede contener mucha más lactosa y muy poca cantidad de lactasa. Si esto ocurre en un bebé que no produce la enzima en su intestino, generaría intolerancia con todos sus síntomas.

No es frecuente que esto ocurra, y cuando sucede, suele ser transitorio porque, si no se vacía el pecho lo suficiente para extraer las proteínas de forma constante, se acumula también el factor de inhibición de la lactancia, que igualmente es una proteína y reduce la producción de leche. Por eso es tan excepcional ver intolerancia a la lactosa en bebés que toman leche materna. Puede aparecer de forma transitoria si el bebé reduce repentinamente las tomas. Pero entonces se baja rápidamente la cantidad de leche y desaparecen los síntomas.

El tratamiento de la intolerancia a la lactosa

Si el bebé toma leche artificial, el tratamiento es sencillo: cambiaremos la fórmula por una leche sin lactosa. Existe también la posibilidad de añadir lactasa a la leche. Ambas estrategias obtienen resultados similares.

En los pocos casos en los que aparezca intolerancia a la

lactosa en bebés que toman solo lactancia materna, la solución es dejar que el bebé vacíe por completo cada pecho en la toma, sin limitar el tiempo de toma ni interrumpirlo cuando come.

Al hacer esto, la intolerancia suele mejorar en pocos días. Para ayudarle en la reestructuración de la flora, podemos usar probióticos en cuanto se elimina ese excedente de azúcar. Para proteger la zona del pañal hasta que se arregla lo demás, podemos aplicar pastas al agua.

La intolerancia a la lactosa es la más frecuente en bebés durante los primeros meses.

Es muy poco frecuente en bebés que toman pecho.

Se activa si el niño no produce lactasa en su intestino y está tomando leche artificial que contiene lactosa.

Los síntomas son los siguientes:

- Un aumento de los gases, un dolor de barriga por presión y unas heces malolientes.

- Una caca ácida, que provoca dermatitis en la zona del pañal por quemadura.

- Una sobreinfección por hongos.

La intolerancia a las proteínas de la leche de vaca

El otro problema digestivo relacionado con la leche artificial puede venir por las proteínas de leche de vaca a partir de la cual se fabrican. Es poco frecuente porque esas leches precisamente intentan mejorar la tolerancia de las proteínas de la leche de vaca. Así que el porcentaje de niños que sufren esta intolerancia es muy bajo.

Cuando no es suficiente con una rotura parcial (como tiene la leche de inicio normal), la solución son las leches hidrolizadas. Es lo mismo que haríamos si tiene alergia a las proteínas, así que, en la práctica, hay poca diferencia entre la alergia o la intolerancia a las proteínas de la leche de vaca.

Los detalles en los que pueden distinguirse son:

- En la alergia, la reacción depende más del nivel de respuesta del sistema defensivo, mientras que, en la intolerancia, los síntomas son más o menos intensos dependiendo de la cantidad ingerida.
- En ambos casos, se tiende a la tolerancia en los primeros años. Pero la intolerancia suele ser más rápida en desaparecer y lo hace en un porcentaje mayor que la alergia.
- La alergia puede generar daño más allá del intestino, y afectar a la piel en forma de dermatitis atópica, o a veces provocando dificultad respiratoria. Estos síntomas no aparecen en la intolerancia.

¿Qué es la intolerancia a las proteínas de la leche de vaca?

- La incapacidad para digerir esas proteínas que existen en la leche de vaca.
- Sus síntomas son más o menos intensos según la cantidad ingerida.
- Dada la poca cantidad que puede pasar a través de la leche materna, esta proteína puede generar alergia, pero no una intolerancia significativa.
- En las leches artificiales, estas proteínas se fraccionan para facilitar la tolerancia, limitando la aparición de una intolerancia significativa.
- La intolerancia se diferencia de la alergia porque no empeora con contactos pequeños; precisará de cantidades mayores para generar malestar.

20

La enfermedad por reflujo ácido

A diferencia de los casos vistos hasta ahora, el reflujo ácido no se caracteriza por un aumento de la presión debido a la acumulación de heces y gases.

¿Qué es el reflujo ácido?

El estómago produce ácido clorhídrico, que rompe las proteínas durante la digestión. Cuando el bebé nace, produce poco ácido porque en el interior de su madre no necesitaba digerir nada. Pero desde ese momento empieza a subir la secreción ácida para cumplir su papel, y ayudar así a digerir la leche.

Este aumento es gradual durante las primeras semanas de vida. Puedes notarlo si tu bebé, como casi todos, tiene bocanadas y la leche que expulsa cambia de aspecto. Al principio, la leche sale tal cual es (blanca o amarillenta), pero líquida. De repente, un día ves que sale cuajada. Las proteínas de la leche se han roto por efecto del ácido y se corta, lo que provoca la salida de un líquido claro con grumos y olor a agrio. Esto significa que el estómago del bebé tiene ya la cantidad suficiente de ácido para romper las proteínas de la leche cuando entra.

Como cualquier otro proceso de adaptación, puede desviarse, y si la acidez aumenta por encima de lo necesario aparecen los problemas:

- Directamente en el estómago. En condiciones normales, la mucosa del estómago está preparada para aguantar la acidez. Pero en ocasiones, si es demasiada, puede superar su capacidad de resistencia y dañarse:
  - Aparece entonces inflamación (gastritis), que se acompaña de dolor y a menudo de vómitos.
    a) Notamos el dolor porque el bebé está molesto y a veces llora de forma inconsolable. El dolor de gastritis se diferencia del producido por gases porque habitualmente mejora cuando come. El bebé con gases tenía tal presión en su barriga que generaba dolor, con lo que, desde el principio, le impedía comer. Cuando hay gastritis, el bebé suele aceptar comer con más frecuencia porque cuando toma cantidades pequeñas la leche amortigua la acidez, calmando momentáneamente el dolor.
    b) Puede vomitar para intentar expulsar el contenido del estómago porque le está dañando. Un vómito es una contracción de las paredes del estómago para defenderse, expulsando su contenido de forma violenta. Suele ser tan fuerte que baja la tensión arterial, lo cual notaremos en el bebé porque tiene la cara pálida y con ojeras. Antes y después de vomitar, el bebé está inquieto y aunque tenga hambre no puede comer mucho, así que suele rechazar la toma.
    c) Es importante no confundir esto con las bocanadas, en las que no hay dolor, el bebé come normalmente y no le cambia la cara cuando expulsa. Las bocanadas son totalmente normales en la mayoría de los bebés. De hecho, suelen aumentar hasta los cuatro o cinco

meses de vida, porque, cuanto más grande es el niño, mayor es la cantidad que toma en cada comida y más se mueve.

- Si la acidez sigue aumentando, puede llegar a producir una herida en la mucosa. Es la úlcera de estómago. En estos casos, el dolor es mucho más persistente.

- Puede dañar el intestino. La mucosa del intestino está también preparada para aguantar la acidez que llega cuando el estómago se vacía. Pero su capacidad de aguante es menor que en el estómago. Si recibe un exceso, puede irritarse y llegar a formar úlceras. Esto es menos frecuente en bebés porque el cierre inferior del estómago suele funcionar bien y lo impide.

- Daña el esófago y la garganta. Esto es lo que ocurre en el reflujo ácido (y es más que la afectación del intestino, que la úlcera de estómago o la gastritis). Lo normal es que la leche entre por la boca, se trague pasando por la garganta y el esófago, y llegue al estómago. Pero en los bebés, el cierre superior del estómago no funciona demasiado bien, de modo que casi todos tienen reflujo. La leche sube por el esófago durante o después de las tomas. A veces llega hasta arriba y se expulsa; otras, se queda en cualquier nivel del camino. Pero el reflujo sin acidez no suele ser muy problemático. Son las bocanadas normales. Puede generar algún atragantamiento, casi siempre pasajero, pero nada más. Sin embargo, cuando lo que sube es muy ácido, produce quemaduras. El esófago, la garganta y la boca no están pensados para aguantar el ácido. Se irritan con mucha más facilidad que el estómago o el intestino. Al volver el contenido del estómago por su camino, siendo demasiado ácido, genera un dolor más o menos intenso dependiendo de la acidez. Si realmente quema, veremos que el bebé llora con fuerza, arqueándose hacia atrás. Recuerda que en los gases lo que hacía era encogerse, intentando pujar para que se vaciase la barriga. El niño con reflujo ácido no se encoge, porque si lo hace refluye más y quema. Se estira como si le hincase un clavo al rojo vivo en la boca del estómago cada vez que se echa hacia delante.

El cuerpo tiene sus propios mecanismos de ajuste, y esto hace que el reflujo ácido, incluso en los niños que no se tratan, acabe desapareciendo con el tiempo. Llega un momento en que la acidez vuelve a niveles normales. Algunos lo logran en cuestión de pocos días, pero otros pueden tardar muchos meses.

Por encima de cierto grado de reflujo se entra en un bucle que tiende a perpetuarse: el reflujo genera dolor; el dolor produce estrés, y este aumenta la secreción de ácido del estómago.

Durante las primeras semanas de vida, el estómago va aumentando su producción de ácido.

Si hay un exceso de acidez y el contenido del estómago sube por el esófago, produce quemaduras.

El niño interrumpe las tomas, arqueándose hacia atrás de dolor.

Puede acabar autorregulándose solo o entrar en un bucle en el que el dolor aumenta el estrés, y este aumenta la producción de ácido.

Las causas del reflujo ácido

¿Por qué unos niños tienen reflujo ácido y otros no? Conforme avanza el tiempo, conocemos más factores que pueden contribuir a su aparición.

La genética

Como en cualquier otro tema, hay una base de genética. De hecho, es bastante frecuente que este problema se repita entre hermanos o en hijos de padres con problemas gástricos. Por eso, cuando un niño tiene cólicos del lactante y en su familia se han identificado problemas de estómago, merece la pena estar atentos a la aparición de esta alteración en los primeros meses.

En mi experiencia, no es raro que, en los segundos y siguientes hermanos, el diagnóstico se facilite si el primero lo tuvo, porque, en cuanto unos padres ven los signos de reflujo, lo tienen claro y acuden al médico con el diagnóstico casi seguro.

Otras causas de cólicos que se asocian al reflujo

Cualquier otra causa del cólico puede a su vez generar reflujo ácido, ya que el dolor aumenta el estrés y puede estimular la secreción ácida del estómago. Entre las causas conocidas de los cólicos, el reflujo es especialmente frecuente en bebés con:

- Una alergia a las proteínas de la leche de vaca. De hecho, cuando un bebé es tratado por reflujo pero los síntomas no ceden, deberíamos descartar que sufra esta alergia. Y no es raro que la encontremos.
- El bebé de alta demanda. Como es tan difícil cubrir su necesidad de estímulos, tiende al estrés, que puede manifestarse en forma de reflujo ácido.

La vitamina D y el reflujo ácido

También es llamativa la asociación entre el reflujo ácido y la suplementación de vitamina D. En Europa hay un protocolo que recomienda administrar a los bebés esta vitamina, durante el primer año de vida, para evitar el raquitismo. Esta medida tiene más o menos sentido dependiendo de si nos desplazamos hacia el norte o el sur. El cuerpo produce vitamina D cuando está expuesto al sol, y también está en la leche, aunque en cantidad insuficiente.

Si la radiación solar no es bastante, puede generarse una carencia que se manifiesta especialmente en una escasa calcificación de los huesos y en un mal funcionamiento del sistema defensivo. Por eso en las zonas en las que el sol es escaso, se recomienda dar un suplemento.

El problema es que la vitamina D es grasa. Y la grasa estimula la producción de ácido del estómago. Esto hace que muchos niños que empiezan a manifestar síntomas de reflujo, y están tomando vitamina D, mejoren de sus molestias si eliminamos el suplemento, a veces hasta el punto de desaparecer. Cuando esto ocurre, es recomendable suspenderla y ayudar a que el bebé reciba la vitamina D exponiéndolo al sol de forma segura, y evitar siempre las horas en las que quema.

La gastroenteritis, la vacuna del rotavirus y el reflujo

Evidentemente, una infección que ataque al estómago activará a la mucosa, que a su vez liberará más ácido en un intento de defenderse.

En los primeros meses de vida, estas gastritis virales no son muy frecuentes porque habitualmente son virus que la madre ha pasado y, al final del embarazo, a través de la placenta regaló al niño anticuerpos contra todas las infecciones que ella ha sufrido a lo largo de su vida.

A pesar de eso, siempre hay alguna nueva cepa que puede afectarle. Entre todos los virus que producen gastroenteritis en bebés, destaca uno por ser el que con más frecuencia provoca infecciones intensas de barriga, e incluso a veces es causa de deshidratación e ingreso hospitalario. Se trata del rotavirus. Se puede prevenir con vacunas específicas que evitan que el niño pase esta gastroenteritis y desencadene el reflujo.

Sin embargo, en bebés que ya tienen reflujo antes de vacunarse, puede empeorar las molestias. El motivo es que la vacuna se hace con virus atenuados y en ocasiones provoca una gastroenteritis. Eso sí, cuando lo hace, es más leve que la infección, aunque, si los niños tienen acidez, puede empeorarla.

Por eso, en niños que tienen un reflujo importante, habría que valorar si es mejor dar o evitar la vacuna contra el rotavirus. Tenderemos a no darla si, tras una primera dosis, el empeoramiento ha sido evidente.

¿Qué provoca el reflujo ácido?

- Hay causas genéticas: es más frecuente en familias con problemas de estómago.

- Existen otras causas de dolor que pueden desencadenar a su vez el reflujo ácido por estrés.

- La vitamina D es grasa y puede incrementar la producción de ácido del estómago.

- Una gastroenteritis viral o la vacuna del rotavirus pueden desencadenarlo.

Soluciones para el reflujo ácido

Hace años el reflujo era algo que se identificaba pocas veces y raramente se trataba. Provocaba los cólicos del lactante más intensos, pero no se conocía lo suficiente.

Los antiácidos

En la actualidad sabemos que los antiácidos (omeprazol, esomeprazol...) funcionan muy bien para calmar el reflujo, que mejora claramente entre tres y cinco días después de iniciar el tratamiento. Estos antiácidos son uno de los pocos medicamentos que pueden ser necesarios en el tratamiento de los cólicos del lactante.

Como todo fármaco, tiene sus efectos secundarios. El más habitual es que dificulta la absorción de metales, como el hierro o el calcio, ya que estos se asimilan mejor en un medio ácido. Hay gente que prefiere no usarlos. Piensan: «Si el reflujo se acaba resolviendo solo, ¿por qué tratarlo con medicinas que pueden generar anemia o raquitismo?».

La respuesta es que, como en casi todo, conviene que hagamos balance:

- Cuando un niño tiene un reflujo leve y unas molestias pasajeras, podemos esperar a ver si se autorregula solo en unos días. Es una opción probar con otras soluciones y dejar el antiácido por si empeora.
- Cuando el bebé claramente está sufriendo hasta el punto de interrumpir varias tomas al día con llantos inconsolables (impidiendo que se alimente bien y despertándose con dolor intenso cuando hay reflujo), no tiene sentido evitar el antiácido, porque es evidente que es peor no darlo.

Más adelante, en el apartado de las soluciones a los cólicos del lactante, añadiré algunos consejos sobre el tratamiento con antiácidos para lograr la máxima efectividad con el mínimo de efectos secundarios.

Otras medidas para mejorar el reflujo

En los casos en que el reflujo no empeora demasiado la calidad de vida del niño, podemos empezar por estas medidas y recurrir al antiácido solo si se agrava a pesar de aplicarlas:

- Suprimir la vitamina D. Si un niño tiene reflujo leve y toma vitamina D, es recomendable suprimirla. Si vive en una zona en la que es necesaria y no puede compensarse con exposición solar, lo más aconsejable es reintroducir el suplemento cuando lleve al menos un mes sin síntomas de reflujo. Si al hacerlo empeora, es necesario volver a retirarlo. En las zonas en las que hay mucho sol, conviene dejar de tomarlo y exponer el bebé al sol tanto como sea posible en las horas en que no quema. Así quedará cubierta su necesidad de vitamina D.
- Si se sospecha que hay una alergia a la proteína de la leche de vaca, y los síntomas de reflujo son leves, hay que ver la evolución al suprimir la leche de vaca en la dieta de la madre si el bebé toma pecho o cambiar la leche por una leche hidrolizada si toma biberón. Si con esto el reflujo mejora, no necesita tratamiento con el antiácido. Si al cabo de dos semanas de dieta sin leche de vaca, las molestias persisten o el niño empeora antes, hay que replantearse el tratamiento con antiácido.
- La vacuna del rotavirus. Cuando un bebé tiene síntomas de reflujo, es recomendable retrasar la vacunación con rotavirus, ya que puede generar un daño mayor del que pretendemos evitar, al empeorar mucho el reflujo. Si se resuelve el reflujo, podemos replantearnos la vacunación.
- Las leches antirreflujo. Hay fórmulas infantiles que están diseñadas para que se espesen al llegar al estómago, reducen así la posibilidad de que refluya. En teoría, serían una buena solución. Pero yo no suelo recomendarlas por dos motivos:

- Suelen estreñir. No siempre, pero algunos niños empeoran su dificultad para eliminar gases y hacer caca. Así que estamos cambiando un dolor por otro.
- No reducen la acidez. Cuando un bebé sufre reflujo, lo importante no es que la leche refluya, sino que es tan ácida que quema. Estas leches pueden reducir la bocanada, pero no la acidez.

- Los colchones antirreflujo. La leche rebosa más fácilmente cuando el bebé está tumbado en posición horizontal. Por eso uno de los síntomas del reflujo son las crisis nocturnas con dolor o los atragantamientos que impiden descansar al bebé. Para evitarlo, se usan colchones inclinados que permiten mantenerlo más incorporado mientras duerme. Pueden ser útiles hasta que el antiácido hace efecto o si las crisis de atragantamiento son un problema.

Estas son las soluciones para el reflujo ácido:

- Antiácidos: Hay que suministrar este medicamento cuando el reflujo empeora claramente la calidad de vida del bebé.

- Otras medidas: Suprimir la vitamina D, buscar y tratar las alergias, retrasar o descartar la vacuna del rotavirus, suprimir la ingesta de leche, usar los colchones antirreflujo.

Las bocanadas y el reflujo no son lo mismo

Al hablar de reflujo, mucha gente imagina a un bebé expulsando mucha leche y busca cómo evitarlo. Pero hay una gran diferencia entre el reflujo simple (o las bocanadas) y el reflujo ácido:

- Si un bebé expulsa mucha leche con frecuencia, pero no hay dolor, se trata de bocanadas y no es necesario tratarlo.

- Si la leche quema cuando sube por el esófago y la garganta, y provoca dolor, entonces hay que tratarlo.

De hecho, hay niños a quienes no se les diagnostica reflujo ácido porque no expulsan mucha leche, pero tienen molestias claramente relacionadas con esta causa. Se trata del reflujo ácido oculto. Sin embargo, hay otros que echan mucha leche y no tienen molestias. En ese caso, son bocanadas inofensivas.

Veamos a continuación qué son las bocanadas y cómo suelen evolucionar.

Las bocanadas

El estómago es como una bolsa con dos entradas: una superior por la que la comida llega a través del esófago, y otra inferior por la que pasa al intestino. Entre el esófago y el estómago no hay una válvula que retenga la comida con fuerza para que no suba. Hay un pliegue que está tan poco desarrollado en los bebés que permite el reflujo en cuanto presionas el estómago. En el extremo inferior, sí hay una válvula con fuerza que retiene la comida en el estómago hasta que la acidez se reduce un poco cuando lleva el tiempo suficiente de digestión.

Puedes imaginarlo como una bolsa de agua caliente sin tapón superior. Cuanto más llenes la bolsa y más la muevas o la presiones, más rebosa. Si presionas con fuerza la bolsa (y estaba muy llena), puede rebosar mucho y con fuerza.

Algunas personas piensan que cuando un bebé expulsa mucho o con fuerza, se trata de vómito, y si sale poco y sin fuerza, es una bocanada. No es así. Lo que distingue una y otra es la causa:

- Es una bocanada si hemos presionado el estómago y rebosa. No se acompaña de dolor ni de cambios en la coloración de la piel, y el bebé vuelve a comer si se le ofrece.

La bocanada no indica ningún problema. Basta con limpiar y volver a darle leche en cuanto la pida de nuevo.

- Es un vómito cuando el estómago ha contraído violentamente sus paredes para intentar expulsar algo que le está haciendo daño. Pero cuando ocurre, antes de que llegue a vomitar, el bebé está molesto. Cuando se contraen las paredes del estómago, baja la tensión arterial y se pone pálido y con mala cara (como cualquiera cuando vomita). Justo después de vomitar, el bebé rechaza la comida si se le ofrece. El vómito nos indica que algo está dañando su estómago y debemos buscar la causa para tratarlo.

Lo normal es que casi todos los bebés tengan bocanadas. Unos más y otros menos. Cuanto más llenemos el estómago y más se mueva el bebé, más bocanadas echa. Como al crecer aumenta la cantidad de la toma y cada vez se mueve más, las bocanadas van aumentando hasta que empieza a tomar alimentos sólidos.

- ¿Cómo reducir las bocanadas?
    - Darle tomas con más frecuencia. Si le ofreces comida más a menudo, el bebé acaba reduciendo su ansiedad por comer y toma cantidades más pequeñas y más despacio. Esto no solo es útil para reducir las bocanadas; también lo es en un niño con reflujo ácido. Cuando espaciamos las tomas, lo habitual es que acabe comiendo más cantidad en cada toma y más rápido, lo que favorece las bocanadas. Pero en el caso de reflujo ácido, es aún más clave, ya que, si toma despacio la leche, va amortiguando la acidez y, si lo consigue antes de llegar a refluir, cuando sube por el esófago ya no quema. Al contrario, si espacias las tomas y come más ansioso, el estómago se llena rápidamente y llega al tope antes de que dé tiempo a que la leche reduzca la acidez, de modo que, al subir, quema. Esto hace que los bebés con reflujo ácido coman

muy mal despiertos y las pocas tomas buenas que hacen sea de noche, casi dormidos.

- Darle leches antirreflujo. Son leches artificiales preparadas para que al llegar al estómago se vuelvan más densas, y evitar que refluyan. Lo malo es que en muchos bebés empeora el estreñimiento. No las recomiendo especialmente.
- Aplicar medidas posturales. Los niños con reflujo echan más bocanadas si se les tumba en posición horizontal. El cierre en la parte superior del estómago es tan inexistente que la leche se derrama cuando se estiran en la cuna. Cuando se les mantiene erguidos, es más difícil que la leche suba por el esófago. Por eso, cuando un bebé echa mucha leche, se recomienda que no le acuestes nada más acabar de comer. Si tiene un reflujo importante, es mejor poner cuñas en la cuna para que esté más incorporado.

Las leches antirreflujo y las medidas posturales pueden tener sentido en bebés en los que la salida de leche produce constantes crisis de atragantamiento. Pero muchos niños sanos echan bocanadas frecuentes sin ningún problema. Si come bien, y no hay crisis de llanto ni atragantamientos complicados, lo único eficaz es dar tomas frecuentes y limpiar cuando eche.

¿Cómo diferenciamos las bocanadas del reflujo ácido?

- La bocanada: La leche rebosa sin dolor. No precisa tratamiento.
- El reflujo ácido: A veces ni siquiera llega a salir la leche, pero al subir por el esófago quema. Precisa tratamiento si empeora la calidad de vida del niño.

Podemos reducir las bocanadas con las siguientes medidas:

- Ofrecerle las tomas con más frecuencia.
- Usar las leches antirreflujo.
- Aplicar medidas posturales.

21

Las infecciones de orina en lactantes

A primera vista, las infecciones de orina no encajan en la definición de los cólicos del lactante. Pueden provocar fiebre, son claramente detectables en una analítica de orina... y se tratan con antibióticos. Sin embargo, en la consulta he visto algún cólico sin causas claras que resultó ser una infección de orina, y mejoró en cuanto se trató.

El problema de la infección de orina en los lactantes es que puede parecerse a los cólicos del lactante:

- Sin fiebre.
- Sin otro síntoma más que crisis de llanto inconsolables que se asocian al dolor de barriga.
- Entre las crisis, el niño puede estar bien durante días.

Por eso, si un bebé con llantos inconsolables no mejora al tratarle todas las causas posibles, hay que descartar que no sea una infección de orina. Especialmente si presenta:

- Orina maloliente o más oscura de lo habitual.
- Llanto al orinar.
- Febrícula en días sueltos.
- Rechazo del alimento.

Estos síntomas pueden aparecer de forma intermitente: en algunos días el bebé presenta los cuatro síntomas, y de repente tiene dos o tres días buenos. Así son las infecciones de orina en los lactantes. Pueden pasar semanas en las que no está muy mal, pero no acaba de estar bien.

Para comprobar si hay una infección de orina, basta con analizarla. Pero debemos hacerlo en los días malos, ya que, en los que parece estar mejor, es muy posible que la analítica salga normal. Es una analítica rápida que puede realizarse en cualquier servicio de urgencias y los resultados están en menos de una hora.

Una infección de orina no es un cólico del lactante. Pero tiene algunas similitudes:

- Las crisis de llanto intermitentes con dolor de barriga.
- El hecho de que el diagnóstico a veces no sea evidente.

Debes pensar en infección de orina si:

- El cólico no parece encajar con ninguno de los patrones descritos hasta ahora.
- Si hay fiebre, aunque sea poca y esporádica.
- Si hay orina maloliente o más oscura.
- Si parece que llora al orinar.
- Si el cólico no mejora con las medidas que hemos visto hasta ahora.

22

Si todo está claro, ¿por qué es tan complicado? Varios problemas a la vez o en cadena

Tras definir los problemas que normalmente explican el llanto inconsolable del cólico del lactante, veamos a continuación cómo esas causas aparecen en un mismo bebé en una sucesión temporal previsible, interrelacionándose entre sí.

En qué momento aparece cada causa de los cólicos del lactante

Cada niño es diferente y, por tanto, los márgenes temporales pueden variar de un bebé a otro de forma significativa. Sin embargo, si tuviera que establecer un orden del momento en que cada uno de los problemas puede empezar a desarrollarse e influir en el bienestar del bebé, sería el siguiente:

1. La alteración de la flora intestinal. Sucede desde el nacimiento y seguirá cambiando toda la vida.
2. Una pauta de alimentación incorrecta. También ocurre desde el principio, especialmente a partir del segundo y el tercer día de vida del bebé.

3. Las alergias e intolerancias alimentarias. A veces aparecen desde la primera toma, pero en otras, en cualquier momento.
4. El pseudoestreñimiento del lactante. Suele aparecer entre la segunda y la cuarta semana de vida, y en la mayoría de los casos se supera antes de los cuatro meses.
5. Unas necesidades de estímulos insatisfechas. Toma protagonismo en torno al mes de vida, cuando la necesidad de alimento va estando cubierta.
6. Es un bebé de alta demanda. Sucede cuando esta necesidad de estímulos se sale claramente de lo habitual.
7. El reflujo ácido. Suele aparecer en la tercera y la sexta semana de vida.

Se trata de un orden y unas fechas orientativos y no son una secuencia porque pueden solaparse. En algunos casos, llegan a actuar los siete procesos a la vez. Para complicarlo un poco más, cada uno de ellos puede influir sobre los otros y empeorarlos.

La alteración de la flora intestinal

Incluso la forma de nacimiento (el parto o la cesárea) es decisiva, porque la flora inicial que recibe el bebé es radicalmente diferente. También influirá si el niño se queda con la madre o necesita atención en una unidad de neonatología por problemas tras el parto. Es igualmente importante si el recién nacido o la madre han recibido antibióticos en torno al nacimiento, ya que incidirá claramente sobre la composición de la flora.

Una flora perjudicial puede ocasionar:

• Un aumento de las molestias digestivas, que dificulta la alimentación del bebé. Esto puede entorpecer la autorregulación del niño, ya que habrá momentos en los que quiera comer y no pueda hacerlo por los dolores, y otros en los que comerá con más ansiedad aprovechando que no hay dolor.

- Una flora anómala, que puede atacar al intestino, y dañar la mucosa de modo que pierda su capacidad de digerir los alimentos y provoque intolerancias.
- Un daño intestinal, que hará que el sistema digestivo crea erróneamente que un alimento que pasaba por allí es el responsable de una alergia alimentaria.
- Un empeoramiento del pseudoestreñimiento debido a una mayor acumulación de gases producidos por una flora anómala. Puede alcanzar presiones mayores con más facilidad y precisar antes un vaciado. Si este no se produce fácilmente, las crisis de llanto serán más frecuentes e intensas si la flora fermenta y produce más gases.
- Un incremento de la producción de ácido, que puede provocar reflujo ácido. Algunos gérmenes son habituales en las gastritis crónicas, y otros muchos miembros de la flora pueden estimular o reducir la secreción de ácido en el estómago.

Una pauta de alimentación incorrecta

Depende mucho de la formación que las familias hayan recibido. Todo el mundo se considera experto en el cuidado del bebé de los demás, y si los padres no tienen las ideas claras se convierten en un mar de dudas en el que cada opinión es un viento que genera tormentas.

Cuando un bebé se alimenta con ansiedad porque no le ofreces alimento a demanda, sucede lo siguiente:

- Traga más gases, lo cual hará que, si tiene una flora que también los produce o un pseudoestreñimiento que dificulta su expulsión, el dolor será más intenso y con más crisis. Dado que con cada toma hay movimiento intestinal, si come con menos frecuencia, se reduce el número de oportunidades que tiene de relajar el ano para que todo salga y se alivie presión.

- Dado que el bebé recibe estímulos cada vez que come, es fácil que sienta una falta de estímulos cuando no se está cubriendo su necesidad de comida.
- Todo esto, sumado al hambre, genera un estrés que puede aumentar la secreción ácida del estómago. Además, el hecho de espaciar las tomas por sí mismo puede empeorar el reflujo, ya que el bebé al que no se le da de comer con suficiente frecuencia:
  - Pasa más tiempo sin comer, de modo que aumenta la acidez del estómago.
  - Cuando come lo hace en cantidades mayores, lo cual favorece que refluya.
  - La toma será más rápida, y se llenará y refluirá antes de que la leche amortigüe la acidez.

Las alergias e intolerancias alimentarias

Hay intolerancias genéticas por déficit de producción de las enzimas necesarias para la digestión que pueden dar síntomas desde los primeros días de vida. Estas pueden generar reacciones alérgicas desde los primeros contactos, si el sistema defensivo está activado por cualquier agresión.

Si hay una alergia o intolerancia pueden potenciarse otros problemas:

- La no digestión de ciertos componentes de la dieta hará que la flora disponga de una mayor cantidad de alimento, lo que favorece que se multiplique y distorsione.

- Si cuando come aparece dolor, vómitos, diarrea, erupciones... las tomas se verán interrumpidas, esto impedirá que el bebé cubra adecuadamente su necesidad de comida y alterará su relación con la comida.
- Las alergias y las intolerancias pueden alterar la motilidad intestinal, y generar retortijones por diarrea o bien estreñimiento por movimientos ineficientes.
- Como las molestias producidas por las alergias y las intolerancias impiden que el bebé se alimente bien, el tiempo para explorar el entorno se reduce, y es más difícil cubrir esa necesidad.
- Muchos reflujos ácidos que no responden al tratamiento son una alergia alimentaria. La más frecuente es la alergia a las proteínas de la leche de vaca.

El pseudoestreñimiento del lactante

Cuando una dificultad para relajar el ano llega a producir un aumento de presión en la barriga que genera llanto, se desencadena lo siguiente:

- La retención durante más tiempo de las heces cambiará la flora y permitirá una mayor fermentación y el aumento de gases.
- Si en cuanto el niño empieza a comer tiene la tripa tan llena que no le cabe, no se alimentará con calma y alterará las tomas.
- La incomodidad puede impedirle que destine tiempo a interactuar con su entorno.
- El estrés que genera el dolor por retención aumentará la secreción de ácido del estómago, y una mayor presión en el abdomen favorecerá el reflujo.

La falta de estímulos

Si esta necesidad no se cubre y tenemos al bebé en la cuna sin atenderle (muchas veces debido a consejos erróneos), su malestar crece; además:

- Si no se le ofrecen estímulos suficientes, es raro que se le dé de comer cuando lo necesita. La pauta de estímulos y de comida insuficientes suelen ir asociadas.
- Resulta más difícil conseguir que haga caca tumbado que incorporado, de modo que, cuantas más horas pase tumbado, mayor será la acumulación de gases.
- Una necesidad insatisfecha causa ansiedad, que genera más ácido gástrico. El bebé refluye más cuando está tumbado que incorporado. No cubrir su necesidad de estímulos y dejarlo tumbado en la cuna es la combinación perfecta para el reflujo ácido.

El bebé de alta demanda

Como hemos visto, es un bebé con una necesidad muy marcada de estímulos. Lo difícil es cubrirla sin morir en el intento porque resulta agotador. Cuando no lo logramos:

- Muestra su incomodidad y magnifica cualquier otro problema que provoque el llanto.
- Es más fácil que refluya, porque es un niño que no para y un alto nivel de estrés incrementa la secreción de ácido. Para mí, la asociación entre alta demanda y reflujo ácido es ya un clásico.

El reflujo ácido

Casi todos los problemas anteriores pueden generar o empeorar el reflujo ácido. A su vez, este puede influir negativamente en los demás:

- Porque un cambio del pH del tubo digestivo es decisivo para definir la flora intestinal.
- Porque aumenta la ansiedad para comer, ya que las tomas se ven interrumpidas constantemente por el dolor. Es casi imposible que un bebé con reflujo ácido intenso logre alimentarse bien.
- Porque el daño asociado al reflujo ácido activa el sistema defensivo en las zonas quemadas de la boca, la faringe y el esófago, y facilita la aparición de alergias alimentarias. El exceso de acidez cuando pasa al intestino puede dañar su capacidad de digerir los alimentos y favorecer la aparición de intolerancias.
- El niño con reflujo no descansa ni come bien y no interacciona tranquilo ni con sus padres ni con el entorno, por lo que todas sus necesidades, incluida la de estímulos, sufren la interferencia del dolor.

Así cerramos un círculo donde el bebé es un único ente en el que todo está relacionado. Los distintos procesos están entrelazados y generan un nudo gordiano difícil de desenmarañar. No sabes por dónde empezar a desliar la madeja. Por eso mi solución es la de Alejandro Magno: deshacer el nudo cortando todas las cuerdas a la vez.

Hasta aquí he expuesto los procesos que, con más frecuencia, generan llanto en un bebé durante los primeros meses de vida. Todos ellos son fundamentales para atenderlo bien. Pero ahora, después de la teoría, nos centraremos en tu hijo. Veamos las preguntas clave que nos dirán por qué llora tu bebé.

Tal vez pienses: «¡Haber empezado por aquí!». Podría haberlo hecho, pero sé que mucho de lo que planteo es tan contrario a lo que te aconsejan en tu entorno que, para lograr que apliques las soluciones sin dudas, prefiero que entiendas lo mejor posible por qué lo que otros te recomiendan ha hecho que tu hijo sufra cólicos del lactante.

Todos los procesos que hemos explicado se relacionan entre sí.

Cualquiera de ellos puede influir negativamente, y desencadenar otros nuevos.

Si queremos lograr una mejora en los cólicos de un lactante concreto, debemos actuar simultáneamente contra todo el conjunto de factores desencadenantes.

SEGUNDA PARTE
DIAGNOSTICAR EN LA PRÁCTICA

23

Los cólicos de tu bebé

Por fin llegamos a la parte práctica del libro. De hecho, para quienes queráis llegar más rápido a la solución y prefiráis dejar para más tarde los porqués, podéis empezar a leer por aquí y dejar la primera parte para cuando el bebé esté mejor.

Lo que tenemos que hacer es:

- Un diagnóstico diferencial, para ver cuáles son los problemas que generan el llanto en tu hijo.
- Indicar las soluciones adecuadas a cada problema.
- Aplicarlas.
- Detectar si aparecen problemas nuevos en el proceso.

24

Los síntomas del cólico en tu bebé

Hay distintos planteamientos para hacer el diagnóstico diferencial identificando los problemas.

El planteamiento «riguroso»

Todos los procesos definidos pueden estudiarse con pruebas médicas concretas si pretendemos ser objetivos:

- Una alteración de la flora puede estudiarse con un análisis genético que nos tipifique todos los gérmenes y las proporciones en que aparecen. Y repetir estos análisis si hay cambios en las heces.
- Se puede cuantificar la cantidad de comida exacta que ingiere el niño, para ello habrá que anotar el peso antes y después de cada toma. Asimismo, contabilizar diariamente la cantidad de orina y heces. Analizar la composición de las heces y seguir el peso del bebé con análisis de impedanciometría que valoren la proporción de agua, grasa, masa muscular y ósea... Y calcular su consumo de energía en función de la temperatura del entorno, el nivel

de actividad del bebé (si es posible, midiéndolo con un actígrafo), etcétera.

- Podríamos anotar en una agenda todos los estímulos que recibe el bebé, ordenándolos según las recomendaciones de estimulación precoz adecuadas a cada momento de su desarrollo.
- Medir la presión abdominal para, por encima de cierto límite, ayudarle a aliviarla.
- Un análisis genético podría decirnos si tiene más predisposición a ciertas alergias o intolerancias. Podríamos hacer analíticas de sangre para buscar IgE a todos los alimentos presentes en la dieta de la madre, si toma pecho, y a cada uno de los componentes de la fórmula infantil que le damos, si toma biberón. Para confirmar que esa predisposición y esa sensibilización se corresponden con una alergia real está la prueba de Prick o la prueba del hidrógeno espirado (para detectar la intolerancia a la lactosa).
- Si sospechamos que hay reflujo, podemos hacer una ecografía y una pHmetría esofágica, endoscopias, etcétera.

No entres en pánico. Todas estas pruebas suponen una inversión en recursos y tiempo que no tenemos. Pero ante todo, son innecesarias, porque, por suerte, existe una opción mucho mejor.

Para cada uno de los problemas que hemos descrito podrían prescribirse distintas pruebas diagnósticas. Pero ese no es el camino.

Estas pruebas demorarían demasiado el diagnóstico.

Suponen un coste económico importante y una agresión al bebé que puede evitarse.

Tu bebé te habla. ¡Escúchalo!

Todo bebé con llanto inconsolable muestra muchos detalles que nos dan información sobre las causas de su dolor. Son los signos y los síntomas. Si entendemos los que acompañan a cada una de las causas, es perfectamente posible definirlas sin recurrir a las pruebas científicas que he mencionado antes. Esto supone un importante ahorro en gasto sanitario, porque los recursos no son ilimitados y debemos usarlos en función de su rendimiento.

Pero, ante todo, permiten llegar a un diagnóstico con mucha más rapidez y de forma infinitamente menos agresiva para el bebé. Yo mismo lo hago de forma habitual en la consulta sin más medios que una exploración simple del bebé y las respuestas de sus progenitores.

Veamos ahora las preguntas imprescindibles que nos indican que algo está fallando en el bebé o en su conducta:

- ¿Cómo cede el dolor de tu bebé?
- ¿Cuánto duerme durante el día?
- ¿Come con ansiedad?
- ¿Tiene la barriga hinchada?
- ¿Expulsa muchos gases?
- ¿Le cuesta expulsarlos?
- ¿Le cuesta hacer caca?
- ¿Rechaza el alimento?
- ¿Tiene la piel irritada? ¿Dermatitis atópica o del pañal?
- ¿El llanto tiene horario?
- ¿El llanto interrumpe la toma arqueándose hacia atrás con dolor intenso?
- ¿Tiene la lengua blanca, tos, hipo, moco en la garganta? ¿Hace muecas de asco?

Al explicarte cómo interpretar cada pregunta y tus respuestas, verás cómo logramos identificar las causas de forma clara.

Para llegar al diagnóstico diferencial que nos dé las causas del cólico de tu hijo, la mejor aproximación es entender los síntomas que presenta el bebé. Resulta menos agresivo, mucho más barato y bastante más rápido.

Se hace respondiendo a las preguntas clave.

Tus respuestas al observar al niño tienen la solución al enigma.

¿Cómo cede el dolor de tu bebé?

Una de las informaciones más interesantes sobre el dolor de alguien que no puede explicarnos nada, como el bebé, nos la da cuando cede. Porque es muy significativo ver lo que elimina el dolor o la forma en que acaba desapareciendo sin que hagamos nada.

Desaparece al comer

Parece increíble que un bebé pueda llorar durante más de una hora simplemente por hambre y no sea alimentado, teniendo leche que ofrecerle. Pero es algo que ocurre a diario porque muchas familias han recibido malos consejos. ¿Por qué llora? Simplemente hay una necesidad biológica que no está siendo cubierta. ¡Y es una necesidad vital! Ante esta situación, muchas personas optan por estrategias de distracción como el chupete, mecerlo, las infusiones... Todo con tal de no darle de comer porque un reloj y una regla absurda dicen que no le toca todavía. Sucede lo mismo cuando el bebé se queda con hambre y te dicen que la cantidad de leche que toma debe limitarse. El bebé seguirá llorando porque no ha comido suficiente.

Este es uno de los cólicos que desaparece antes de los tres meses. Simplemente porque son muy pocas las madres que, aunque les hayan enseñado a hacerlo, tardan más de tres meses en rendirse a la evidencia y prueban a ofrecerle comida rompiendo la norma temporal. Cuando ven que el bebé sistemáticamente deja de llorar al comer, flexibilizan cada vez más el ritmo, y comprenden al fin (por aprendizaje propio) que la mejor opción es alimentar a demanda.

Por tanto, si un bebé llora con insistencia y su llanto desaparece en cuanto come, era hambre. Solo el hambre cede cuando comes. Ningún otro dolor se calmaría así. Ni los gases, ni los dientes, ni un dolor de oídos... Si se elimina comiendo, tu bebé dejará de llorar en cuanto le ofrezcas alimentación a demanda.

Desaparece al darle un estímulo nuevo

Lo anterior resulta fácil de lograr comparado con esto. Ya casi todo el mundo entiende que la lactancia materna es a demanda. Y, muy lentamente, vamos logrando que se entienda que el biberón funciona igual. Pero es más complicado luchar contra la idea de «estar acostumbrándole a los brazos».

Si aún hay niños que lloran porque no reciben alimento cada vez que su cuerpo lo demanda, hay más que lo hacen por no tener la cantidad de estímulos que su cerebro precisa para desarrollarse. Cuando el llanto de tu hijo cede al darle un estímulo diferente (como cogerlo en brazos, mecerlo, pasearlo, cambiarlo de habitación, sacarlo a la calle), es que no le duele nada.

La causa de su llanto es que su cerebro necesita procesar estímulos para adaptarse a su entorno y no está recibiendo los suficientes. Dale esos estímulos y tu hijo dejará de llorar.

Desaparece al vaciar la barriga

Vamos ya con los cólicos por dolor. Conforme el bebé come, entra volumen de leche en su tripa, y tendrá que salir un volumen parecido para que la presión no suba. Además, se producen gases por la digestión-fermentación de los alimentos. Cuando la presión se incrementa, llega un momento en que genera tal distensión que aparece dolor. Suele ser un dolor muy intenso y repentino que desaparece cuando el bebé consigue que la presión baje.

Si un niño llora de forma inconsolable, le coges en brazos y no se calla, no es por falta de estímulos. Si le ofreces comida y tampoco se calla, no es por hambre. De repente, eructa o expulsa gases y hace caca, y deja de llorar. El llanto era debido a un dolor causado por un aumento de presión.

Esto puede ocurrir en el niño con:

- Una pauta de alimentación que se le queda corta. Eso hace que coma con ansiedad y trague más gases.
- Una flora intestinal alterada. Aumenta la producción de gases en su barriga por una fermentación excesiva.
- Una alergia o intolerancia alimentaria. Deja más recursos para la fermentación o inflama el intestino, generando retortijones que intentan expulsar un contenido que le hace daño.
- Un pseudoestreñimiento por falta de relajación del ano. Lleva a una acumulación de heces que no pueden salir porque no abre la puerta en el momento que hay movimiento del intestino.

Cada alteración tiene su propia solución. Y cuando se aplica, aumenta menos la presión por lo que los dolores son menos intensos y más espaciados en el tiempo.

En todos estos casos, lo más rápido para lograr que ceda el dolor será ayudarle a hacer caca con el microenema de glicerina líquida.

Desaparece al ponerlo en vertical

El bebé tiene un llanto inconsolable que sigue cuando le das comida o estímulos. Ya no sabes cómo ponerlo, vas cambiando de postura, y de repente notas que mejora cuando lo pones en vertical y empeora cuando lo tumbas. El niño está en brazos igualmente, puedes mecerlo en ambas posturas, pero en horizontal llora y en vertical se calla.

Hay tres dolores con los que sucede esto:

- El reflujo ácido. Irá acompañado de otros síntomas de reflujo y, al inclinarlo, se arquea hacia atrás. Mejora con la posición vertical porque así refluye menos. Si lo tumbas, rebosa con más facilidad y quema.
- Los gases. Cuando un niño está incómodo tras la toma y no quiere comer más (parece mejorar incorporado y cede el dolor cuando eructa o evacúa), es porque tenía necesidad de expulsar y le resulta más fácil hacerlo en vertical. Cuando está en esta postura, los gases tienden a subir y a salir con el eructo, y la caca tiende a bajar facilitando que defeque.
- El dolor de oídos. Si un bebé tiene moco abundante, cuando se tumba el moco puede acumularse en el oído, y hace que duela por presión. Cuando lo ponemos incorporado, el moco se escurre hacia la garganta, baja la presión de los oídos y disminuye el dolor. Puedes sospecharlo si hay moco abundante y, al tocarle el oído, llora de dolor.

Si mejora con cualquiera de las estrategias descritas, aplícala en cuanto haya llanto. El hecho de que mejore, nos orienta hacia la causa y eso nos permite definir estrategias para que se reviertan por completo.

Lo normal en cualquier niño es que tenga varias causas para

llorar. Verás que, por ejemplo, unas veces el llanto desaparece al darle de comer y otras cuando hace caca. Esto significa que hay varios problemas, pero, si sabemos cuál es la respuesta con cada acción, podemos cuantificarlas y ver las que son más importantes en cada bebé, estableciendo así prioridades en la estrategia.

Una de las mejores pistas sobre el origen de un dolor es descubrir cómo desaparece:

- Si es comiendo, es hambre. El problema es una pauta de alimentación incorrecta.

- Cuando deja de llorar al recibir estímulos, es que no estamos cubriendo bien su necesidad. La pauta de estímulos es insuficiente.

- En los casos en que mejora al vaciar la barriga, el motivo es un exceso de gases o heces acumulados. Puede haber varios motivos: una pauta incorrecta de alimentación, una alteración de la flora, una alergia o intolerancia alimentaria o el pseudoestreñimiento del lactante.

- En los bebés que mejoran al sostenerlos un rato en brazos en posición vertical, puede haber varios motivos: el reflujo ácido, el dolor de oídos o la acumulación de gases y heces.

¿Cuánto duerme durante el día?

Esta es la pregunta clave para dos problemas de los que ya hemos hablado:

- El bebé con el ritmo cambiado. Duerme mucho de día y poco de noche.
- El bebé de alta demanda. De día casi no duerme.

El bebé con el ritmo cambiado

Este tipo de bebé duerme bastante más de día que de noche. El llanto aparece en la tarde-noche y él se activa, queriendo entonces cubrir su necesidad de comida y estímulos de forma más intensa. Si toma pecho, eso complicará la situación porque son las horas en las que habitualmente baja la producción de leche materna.

Como hemos visto anteriormente, la solución pasa por:

- Tener más luz de día y oscuridad de noche.
- Si duerme más de dos horas de día, despiértale y ofrécele alimento.

El bebé de alta demanda

Este bebé destaca por lo contrario: casi no duerme de día. Su necesidad de estímulos es tan marcada que, durante el día, a pesar de haber comido bien, sigue despierto horas y horas, explorando su entorno y solicitando estímulos cambiantes de forma constante. Durante el día duerme muy poco y, si lo hace, suele ser en contacto con sus cuidadores o en ambientes con mucho ruido, lo cual hace que siga recibiendo estímulos mientras duerme.

No hay una barrera entre el bebé de alta demanda y los demás, sino una escala en la que puedes estar más cerca del bebé tranquilo o del de alta demanda. Cuando el tuyo queda claramente cerca de este segundo extremo, la solución pasa por ofrecer el ritmo de estímulos que necesita de la forma más llevadera posible.

Hay bebés que destacan por dormir mucho o poco de día:

- Más de lo normal: El problema es que pedirá los estímulos y el alimento que necesita durante la noche y alterará el ritmo de descanso familiar. ¿El motivo? Una pauta de estímulos y de comida incorrectas.

- Mucho menos de lo normal: Son niños que demandan un volumen de estímulos muy alto para desarrollar su cerebro y, si no lo reciben, no paran de llorar. Son bebés de alta demanda.

¿Come con ansiedad?

Es otra pregunta importante, aunque la respuesta es muy subjetiva. Lo que para unos puede parecer habitual, tal vez a otros no les parece normal. Por ejemplo, si piensas que tu bebé come con ansiedad es que él considera que no recibe alimento con la frecuencia y cantidad que necesitaría. Y actúa cuando lo recibe como lo haría ante algo escaso que le es vital.

En realidad, esta falta es subjetiva. El bebé considera que no recibe suficiente. Pero hay casos en que sigue comiendo con ansiedad, aunque claramente esté recibiendo comida de sobra. Ese bebé gana muchísimo peso porque come con mucha frecuencia y sin límite de cantidad, pero sigue ingiriendo con ansiedad durante un tiempo.

Los bebés que nacen con un peso muy alto o muy bajo son especialmente proclives a esta situación. En el primer caso, lo hacen porque necesita más alimento que un niño de peso normal para mantener su cuerpo. En el segundo, si es resultado de una carencia en la fase final del embarazo, intentan recuperar el peso que deberían tener si no hubieran pasado escasez.

Si ofrecemos tomas realmente a demanda, la ansiedad por comer acaba desapareciendo. A no ser que no consiga hacer tomas efectivas por alguno de estos motivos:

- Un dolor que interrumpe las tomas, causado por:
  - Los gases.
  - El reflujo ácido.
  - Las alergias o intolerancias.
- Una mala técnica, que no permite que haga una succión efectiva, debido a:
  - Una postura errónea.
  - Un mal agarre: frenillos, barbilla pequeña, tortícolis...

La solución pasa por dar alimento al niño cada vez que lo solicite, sin entretenerlo con chupetes ni meciéndolo o con infusiones. Cuando el bebé llora en los primeros meses, todos deberíamos ofrecer comida como primera opción. Y en las situaciones en las que no logramos que las tomas sean efectivas, debemos aplicar la solución que corresponda a cada caso.

Cuando un bebé come con ansiedad:

- Es que recibe poco alimento o con poca frecuencia para sus necesidades.

- Es más frecuente en un niño que nace con un peso alto, ya que tiene una necesidad mayor.

- También sucede en el niño que nace con un peso bajo, porque ha pasado hambre en la fase final del embarazo y quiere recuperar lo perdido.

La solución es ofrecer realmente a demanda, aumentando la frecuencia de las tomas y sin limitar la cantidad.

Cuando, a pesar de ello, sigue comiendo con ansiedad, debemos descartar que haya algo que le impide alimentarse de forma efectiva. ¿El motivo? Una pauta de alimentación incorrecta o problemas para alimentarse de forma efectiva.

¿Tiene la barriga hinchada?

Es algo gradual. No podemos decir si tiene o no la barriga hinchada. Lo interesante es si está muy hinchada. Diremos que sí cuando la piel de la barriga está muy estirada y el volumen resulta muy llamativo respecto a la situación normal del bebé. También verás que, si en un bebé intentas presionar en la barriga con tus dedos, estos se hunden con facilidad en su piel. Pero cuando la barriga está muy dilatada es como un balón bien inflado. No es posible hundir la piel. Hay mucha resistencia.

Una barriga voluminosa suele corresponder a una acumulación de gases y/o heces. Si esto se acompaña de un llanto inconsolable, que mejora cuando baja la presión, es cuando podemos pensar que esa hinchazón es significativa, ya que el dolor aumenta con la hinchazón y se reduce con ella.

Este síntoma debe orientarnos hacia:

- Una pauta de alimentación incorrecta. Si come con ansiedad y tiene la barriga hinchada, es que traga muchos gases cuando come.
- Una flora intestinal alterada.
- El pseudoestreñimiento del lactante.
- Las alergias o intolerancias alimentarias.

El niño mejorará a medio plazo cuando actuemos para resolver cada una de estas posibles causas. Pero puede resolverse de forma inmediata si aliviamos la presión usando el microenema de glicerina.

Si hay una barriga claramente dilatada y llanto, que mejora cuando se vacía, tenemos un problema de gases en el que ya conoces las causas:

- Una pauta de alimentación incorrecta.

- Una flora intestinal alterada.
- El pseudoestreñimiento del lactante.
- Las alergias o intolerancias alimentarias.

¿Expulsa muchos gases?

Todos tenemos gases en el tubo digestivo. Estos se van acumulando al entrar junto con la comida, y por producción con la fermentación de los alimentos en la digestión. No es malo expulsar muchos gases. En realidad, es lo mejor para que no generen problemas.

Esto tiene más significado cuando se acompaña de barriga hinchada y de un dolor que no desaparece cubriendo las necesidades del bebé, pero sí cuando hay una mayor expulsión de gases y la barriga se deshincha.

De nuevo, son síntomas de problemas similares:

- Una flora intestinal alterada. Estos gases, además de abundantes, suelen ser malolientes.
- Las alergias o intolerancias alimentarias. La producción aumentada de gases se debe a que, si no digiere bien los alimentos, quedan más para la fermentación en el intestino, lo cual aumenta la cantidad de gases.
- El pseudoestreñimiento del lactante. Cuando hay un ano que no se relaja con facilidad, los gases pueden resultar más llamativos que cuando el problema no existía, ya que en la fase anterior (en la que el ano estaba relajado) si salían gases lo hacían de forma casi imperceptible. Sin embargo, cuando el ano tiene fuerza y los gases escapan por presión sin que se relaje, son mucho más ruidosos, dando la falsa impresión de que ahora salen más que antes.

¿Le cuesta expulsarlos?

En realidad, no es un problema que eructe poco. Da igual si los gases salen por arriba o por abajo, mientras salgan.

Hay bebés que casi nunca eructan y no tienen problemas por ello. El hecho de que eructe menos no tiene relación con ninguna de las causas de los cólicos del lactante. Pero los padres suelen darle una importancia que no tiene.

¿Le cuesta hacer caca?

Si un bebé con cólicos presenta dificultad para evacuar y hay una relación con el dolor, hablamos de estreñimiento si la caca es dura y de pseudoestreñimiento, si es blanda. En ambos casos, el bebé puja con fuerza y de forma insistente en cada toma y en rachas a lo largo de todo el día y la noche.

El estreñimiento

La caca dura aparece en un lactante solo cuando toma leche artificial. Es muy excepcional que suceda con la lactancia materna. Si toma leche artificial y está estreñido, se debe a que esta leche concreta no le va bien o a que la preparamos con menos agua de la indicada. Por tanto, primero debes comprobar que la preparación es la adecuada: medir primero el agua (30 ml por cacito de polvo) y añadir después el polvo, con lo que sube el volumen.

Si con la preparación correcta se estriñe, se puede cambiar la fórmula infantil que toma por otra. Casi todas las marcas tienen fórmulas antiestreñimiento. Si con el cambio mejora (es decir, la caca es más blanda y tiene menos molestias), problema resuelto. Pero si así tampoco mejora, es que tiene un intestino que absorbe el agua demasiado y deja las heces secas y duras. En estos casos puede ayudar el uso de laxantes.

El pseudoestreñimiento

Las heces son blandas, pero el niño no consigue vaciar porque el cierre del ano está cerrado con fuerza y no sabe cómo y cuándo relajarlo. Si hay dolor, la solución es usar microenemas de glicerina.

Si no hay dolor, no hay que hacer nada, al margen de los días que pasen. Estaríamos ante un caso de pseudoestreñimiento por absorción completa en el que no hay presión, aunque pasen muchos días sin expulsar, simplemente porque no hay caca.

Si cuesta hacer caca, hablamos de:

- Estreñimiento, si la caca es dura: No ocurre en la lactancia materna. Puede resolverse con un cambio de leche o con laxantes. También es necesario comprobar que la leche se está preparando adecuadamente.

- Pseudoestreñimiento, si la caca es blanda: En este caso, no sirven los laxantes y hay que cambiar de leche. La solución es relajar el ano con microenemas cuando haya dolor.

- Si no evacúa pero tampoco tiene dolor, se trata de pseudoestreñimiento por absorción completa: No hay heces, pero tampoco existe un problema.

¿Rechaza el alimento?

No es que coma menos de lo que nosotros consideramos normal, de lo que te hayan dicho o de lo que ponga en una lata. Por «rechazo de alimento» entendemos que empiece a comer significativamente menos de lo que comía normalmente. De modo que, si insistimos, el bebé se irrita y cabecea rechazando comer más.

Esto ocurre cuando las molestias limitan la cantidad que el bebé puede comer:

- Por presión. Todo lo que genere una presión excesiva en la barriga hará que el bebé se sienta empachado, y aparecerá dolor en cuanto coma cantidades más pequeñas de lo normal.
- Por alergia. Si un niño es alérgico a algo que llega en la leche que ingiere, aparecerá una inflamación en la mucosa digestiva que producirá dolor, y le impedirá seguir comiendo. Dependerá de lo rápida que sea la reacción. Algunas son casi inmediatas y las molestias se notan en cuanto empieza a comer, haciendo que todas las tomas sean malas. Pero, en otros casos, la reacción es más leve, más lenta y tarda horas en producirse. Cuando pasa esto, las tomas malas suelen ser las últimas del día, ya que si de noche casi no come va mejorando la irritación, y luego, al ser más frecuentes las tomas de día, aumentará conforme acumula tomas.
- Por ardores. Notamos que llora de repente, arqueándose hacia atrás de dolor. La interrupción de la toma se produce con más facilidad cuanto más rápido come. En las tomas en las que come despacio, la leche tiene tiempo de amortiguar la acidez antes de que suba la leche, y no duelen. Mientras que en las tomas en las que come muy rápido, la leche llena el estómago y refluye sin haber dado tiempo a amortiguar la acidez y provoca que la toma se interrumpa con el llanto.

En todos estos casos, el bebé querría comer y no puede porque el dolor se lo impide. Así que, en realidad, no rechaza la comida y se queda tranquilo, sino que llora por un hambre que no puede saciar debido al dolor.

Un bebé puede comer claramente menos de lo habitual y hacerlo con llanto porque tiene hambre, pero no puede saciarse debido a un dolor que le impide comer a gusto:

- Por presión. En las tomas en las que ha vaciado la barriga, come bien. En las que la tiene hinchada, llora.

- Por alergia. En todas las tomas en las que recibe el alimento al que tiene alergia, rechaza el alimento al poco de empezar porque aparece irritación en las mucosas y dolor.

- Por ardores. Interrumpe la toma al final, arqueándose. Empeora cuando come con ansiedad o más tumbado.

¿Tiene la piel irritada? ¿Dermatitis atópica o del pañal?

Una irritación de la piel en un niño muy llorón suele ser signo de alergia. Las alergias alimentarias darán molestias (primero y más intensas) en el intestino. Pero también puede aparecer irritación en la piel de forma generalizada si la alergia es suficientemente intensa o localmente en las zonas de piel que toca la leche directamente. Es decir, en la entrada y la salida: alrededor de la boca y del ano.

Cuanto más persistente sea la dermatitis, más importancia debemos dar a las alergias alimentarias en el cóctel que genera los cólicos de nuestro bebé. Si la irritación solo aparece en la zona del pañal, alrededor del ano, es frecuente que sea por una intolerancia que está dejando recursos nutricionales a las bacterias del intestino que los fermentan y acidifica la caca. El caso típico de esto sería la intolerancia a la lactosa al tomar biberón.

Si, por el contrario, la dermatitis aparece en torno a la boca, al ano y en el resto del cuerpo, se trataría de una alergia, porque una intolerancia no provocará irritación en torno a la boca, ni tiene por qué irritar la piel más allá de donde llegue la caca ácida.

El llanto ¿tiene horario?

Cada uno de los problemas tiene una distribución temporal diferente.

- La pauta de alimentación incorrecta. Llora cuando tiene hambre, a cualquier hora del día, pero desaparece comiendo.
- La pauta de estímulos es insuficiente. Llora cuando le faltan estímulos, y más de día si el ritmo día/noche está bien definido. Cede en cuanto se le dan esos estímulos.
- El bebé de alta demanda. Es como el punto anterior pero multiplicado en intensidad. Suele empeorar antes del sueño nocturno, porque se pelea para no dormir en su interés por conseguir más estímulos. Esto ocurre especialmente los días que hemos salido poco de casa.
- Una flora alterada. La flora, si es mala, produce más gases y se vuelve más agresiva cuando tiene más recursos para proliferar. Si las tomas son más frecuentes durante el día, como es lo habitual, la flora proliferará más conforme va comiendo, de modo que el llanto será más intenso al final de la tarde y principio de la noche.
- Las alergias o intolerancias. También funcionan con el mismo patrón de mayor intensidad durante la tarde-noche, ya que la irritación del bebé, cuando toma el alimento que no tolera, irá sumándose toma a toma en el horario en que son más seguidas, a lo largo del día.
- El pseudoestreñimiento. Empeora cuando va sumando horas sin hacer caca, independientemente del momento

del día. Mejora claramente cuando alivia presión con las deposiciones y poco a poco vuelve conforme pase más tiempo sin vaciar.

- El reflujo ácido. No tiene un horario claro. El llanto aparece en las tomas, especialmente cuando come más rápido, de modo que parece tolerar mejor las tomas nocturnas, si las hace medio dormido.

¿El llanto interrumpe la toma, y el bebé se arquea hacia atrás de dolor?

Este es el síntoma clave para diagnosticar el reflujo ácido. El bebé empieza la toma bien, pero, si llena rápidamente el estómago y su contenido es muy ácido, refluye hacia arriba y produce una quemazón intensa en el esófago que da un dolor punzante y le obliga a arquearse hacia atrás. En cuanto se relaja y se echa hacia delante, vuelve a refluir y de nuevo se arquea hacia atrás, llorando con todas sus fuerzas.

Puede haber tomas buenas y tomas malas:

- Las buenas son cuando come más tranquilo, habitualmente de noche, que es cuando está más adormilado.
- Las malas suceden cuando come con más ansiedad. Son típicas en las primeras tomas de la mañana, si ha dormido muchas horas.
- Otra cosa llamativa es que, si hace lactancia mixta, el reflujo suele ser peor con el pecho que con el biberón. El motivo es que, al tomar el pecho, la mayoría de los niños están más recostados que dando el biberón. En estos casos, puede ayudar dar el pecho en posturas en las que el bebé está más incorporado; por ejemplo, con la madre de pie y el niño colgando o sentado a caballito sobre su pierna.

**¿Tiene la lengua blanca, tos, hipo, moco en la garganta?
¿Hace muecas de asco?**

El síntoma clave del reflujo ácido es cuando el bebé interrumpe la toma y se arquea hacia atrás. Pero hay otros síntomas, y cuantos más se acumulan, más evidente es el reflujo:

- La lengua blanca. Las células muertas de la lengua se quedan unas pegadas a otras en una costra en el dorso de la lengua. A veces se vuelve amarillenta, marrón o incluso con puntos negros. La diferenciamos de una infección por hongos porque, si fuesen hongos, habría manchas blancas también en el interior de las mejillas y los labios. Tampoco son restos de leche, porque vemos que no se retiran con facilidad.
- La tos. La subida de ácido por la garganta irrita la mucosa. Ante este ataque, la mucosa de la garganta desencadena un mecanismo que busca expulsar aquello que la irrita: la tos. Es una tos seca, aunque a veces puede arrancar moco. Es más frecuente coincidiendo con la subida de acidez. El bebé suele hacer una mueca de asco con dolor, tiene tos y luego moco, que a veces echa o traga.
- El hipo. Todos los bebés lo tienen, pero en los que sufren reflujo ácido, se hace más repetitivo conforme aumenta el reflujo, reduciéndose cuando mejora. Esto es debido a que la subida de ácido irrita el nervio que estimula al diafragma, desencadenando el hipo con más frecuencia.
- El moco en la garganta. El ácido en la mucosa estimula la secreción de moco para protegerse. Así que es habitual que el niño que sufre reflujo tenga moco espeso en la garganta y congestión nasal.
- Las muecas de asco. La bocanada ácida cuando llega a la boca tiene un mal sabor, que hace que el bebé haga muecas evidentes de desagrado.

El reflujo ácido tiene como síntoma clave que el bebé interrumpe las tomas, arqueándose hacia atrás de dolor.

Además, suele presentar algunos de los siguientes síntomas:

- La lengua blanca.
- La tos.
- El moco en la garganta.
- El hipo.
- Las muecas de asco.

25

Los síntomas te dicen qué tiene tu bebé

A continuación, te resumiré todo esto en una tabla. En ella verás que las preguntas que he comentado aparecen marcadas en cada uno de los problemas que pueden generar llanto en tu bebé. Es una forma resumida y más gráfica de verlo. Para usarla, mira cada pregunta y comprueba qué columna está en negro con la respuesta que creas que cumple tu hijo. Marca esos cuadros. Cuantos más cuadros marcados tengas de una misma columna, más nos indica que este problema es parte del cóctel que genera el llanto de tu hijo.

Veamos problema por problema:

Una pauta de alimentación incorrecta

En la columna de «Alimento» aparecen cuatro cuadros marcados en negro:

1. ¿Cómo cede el llanto? Comiendo.
2. ¿Duerme más de día que de noche? Sí, cuando tiene cambiado el ritmo día/noche. Podemos modificarlo con la pauta de alimentación.

3. ¿Come con ansiedad? Sí.
4. ¿El llanto tiene horario? Llora cuando tiene hambre y en cualquier momento.

Si tu hijo cumple alguna de estas cuatro opciones marcadas en negro, tiene indicios de que debemos mejorar la pauta de alimentación. Cuantos más cuadros tenga, más claro está que debemos tenerlo en cuenta. En este caso, debes marcar «Alimento» como uno de los problemas que hay que tratar.

Una pauta de estímulos incorrecta

En la columna siguiente aparecen tres cuadros en negro:

1. ¿Cómo cede el llanto? Cuando recibe estímulos.
2. ¿Cuánto duerme? Si duerme más de día que de noche, estará recibiendo pocos estímulos y eso hace que luego, a la hora de dormir, tenga una lucha entre la zona de su cerebro que le pide estímulos y la que dice que está agotado y necesita dormir. Aquí la solución pasará por recibir más estímulos de día.
3. ¿Cuál es el horario del llanto? En cualquier momento, cuando el bebé siente que le faltan estímulos.

Si cumple alguno de los cuadros en negro, debes marcar «Estímulos» como un problema que tratar. Cuantos más cuadros cumpla, más importante es abordar la solución de este tema.

El bebé de alta demanda

En esta columna, solo hay dos cuadros marcados en negro, ya que hay uno de los síntomas que es clave, y muy llamativo:

1. Duerme muy poco de día.
2. Además, el llanto puede aparecer en cualquier momento en que sienta que sus necesidades no se cubren. Llora con una intensidad mucho mayor que un bebé normal que no esté recibiendo comida o estímulos suficientes.

Marcaríamos «Alta demanda» para aplicar soluciones dirigidas a este tipo de bebé.

La flora intestinal alterada

Hay cuatro síntomas asociados a una alteración de la flora intestinal:

1. Tiene la barriga hinchada.
2. Tiene muchos gases, que además pueden ser malolientes.
3. El llanto es más frecuente en la tarde-noche.
4. La acumulación de gases puede hacer que la toma se interrumpa por dolor.

Si cumple alguno de estos puntos, marca «Flora» como un posible origen. Si cumple los cuatro puntos, es más que probable que mejore si sustituimos su flora por una menos agresiva.

Las alergias alimentarias

Es una de las causas que más síntomas reúne:

1. Suele tener la barriga hinchada.
2. Tiene muchos gases.
3. Rechaza el alimento porque nota que le sienta mal.

4. Puede tener dermatitis atópica, que es más llamativa cuanto mayor es la alergia.
5. Al salir la caca con restos de alimento provoca irritación en la zona del pañal.
6. Al ser las tomas más seguidas durante el día, la reacción alérgica empeora conforme avanza el día con cada nueva toma. Así que el niño está peor al final de la tarde y principio de la noche.
7. Interrumpe las tomas llorando si la reacción aparece rápido y produce malestar.

Cuantos más síntomas marques, más indicios tendremos de que hay una alergia.

Las intolerancias alimentarias

Los síntomas son muy similares a los de la alergia. Aunque no aparece la dermatitis atópica, la dermatitis del pañal suele ser más llamativa por la acidez de la caca. Por eso aquí he separado este grupo en dos.

El pseudoestreñimiento del lactante

Hay seis síntomas que nos llevan a su diagnóstico:

1. El llanto cede al vaciar la barriga.
2. Su barriga está hinchada por acumulación de heces y gases.
3. Tiene muchos gases porque le cuesta echarlos, y cuando salen son más ruidosos que antes de que apareciera el pseudoestreñimiento.
4. La más importante: le cuesta hacer caca.

5. Rechaza el alimento cuando su barriga está tan llena que ya no cabe nada.
6. El dolor no tiene horario; aumenta conforme va pasando tomas sin evacuar y las heces se van acumulando.

El reflujo ácido

En este caso son cinco síntomas, que además son muy característicos y suelen estar presentes en casi todos los niños que lo sufren:

1. El dolor parece mejorar cuando está en posición vertical, porque refluye menos que si lo tumbamos.
2. Rechaza el alimento. Llega un momento en que el bebé asocia tanto el dolor con la comida que lo evita. Suele comer mejor en las tomas en las que no es consciente, como las nocturnas, en las que está casi dormido.
3. Tiene la lengua blanca, tos, moco e hipo y hace muecas de asco. Estos son los síntomas que acompañan el reflujo ácido.
4. El síntoma por excelencia es que interrumpe las tomas, arqueándose hacia atrás de dolor.
5. El dolor aparece fundamentalmente interrumpiendo las tomas, aunque también puede hacerlo mientras el bebé duerme y está tumbado, posición en la que rebosa con más facilidad.

Lo normal es que hayas marcado varias causas como muy probables

Como hemos dicho tantas veces a lo largo de este libro, los cólicos del lactante raramente se deben a un solo problema:

cualquiera de ellos puede estimular el desarrollo de otros. Además, pueden ir apareciendo en distintas etapas del desarrollo. De modo que si el bebé recae, hay que volver a valorar esta tabla.

Te recomiendo que hagas una lista con los problemas cuyos síntomas ves en tu hijo y marques con más fuerza las columnas que más puntos cumple. Esta es la lista que nos da el diagnóstico de presunción de las causas de llanto en tu bebé.

Todo lo que hemos visto hasta ahora nos permite entender y distinguir cada problema y los síntomas con los que se manifiesta. Este es el primer paso fundamental: hemos puesto nombre a las causas de su llanto. Ya no hablaremos de «cólicos del lactante», sino de una combinación de problemas concretos que en su caso están generando malestar.

En el siguiente capítulo veremos todas las herramientas que usaremos para darles solución.

Síntoma	Problema	Alimento	Estímulos	Alta demanda	Flora	Alergia	Intolerancia	Pseudoestreñimiento	Reflujo
Cómo cede el llanto	Al comer	■							
	Con estímulos		■						
	Al vaciar barriga							■	
	En vertical								■
Cuánto duerme	Más de día que de noche	■							
	Muy poco de día			■					
Come con ansiedad		■							
Barriga hinchada					■	■	■	■	
Muchos gases					■	■	■		
Le cuesta hacer caca								■	
Rechaza el alimento						■	■		
Piel irritada	Dermatitis atópica					■			
	Dermatitis del pañal					■	■		
Lengua blanca, asco, tos y moco, hipo									■
Interrumpe la toma arqueándose de dolor									■
Horario del llanto	Cualquier momento	■	■	■					
	Tarde-noche				■	■	■		
	Interrumpiendo las tomas				■	■	■		■
	Cuando no hace caca							■	

TERCERA PARTE

EL TRATAMIENTO DE CADA CAUSA

26

Las herramientas para tratar los cólicos de tu bebé

Evidentemente, no hemos visto todas las causas por las que un bebé llora. Cualquier otra agresión que genere dolor puede ocasionar ese llanto, sobre todo las infecciones y los traumatismos. Por ejemplo, si hay un antecedente de un golpe, debemos valorar su importancia. Y cuando aparece la fiebre, tenemos que pensar inmediatamente en una infección, una reacción vacunal si coincide con una vacuna o la dentición si al niño le está saliendo un diente.

Sin embargo, quitando estos problemas (que claramente consideramos enfermedades), lo que hemos descrito a lo largo de estas páginas son los principales procesos adaptativos del bebé que, si no funcionan bien, pueden generar llanto. Aunque he ido mencionando algunas de las soluciones, ahora entraré de lleno en ellas y explicaré todos los detalles sobre cómo aplicarlas.

27

¿Por qué no funcionan la mayoría de los tratamientos para los cólicos del lactante?

Antes de explicar lo que funciona, aclaremos por qué hay tantos remedios para el cólico del lactante que no son efectivos. Así comprenderás por qué lo que te recomiendo es radicalmente diferente.

Ahora ya sabes que un bebé puede llorar por las siguientes razones:

- Una necesidad de comida que no se está cubriendo adecuadamente. ¿Hay algún medicamento que pueda quitar el hambre?
- Una necesidad de estímulos para el desarrollo de su cerebro que no está recibiendo. ¿Existe algún fármaco que cumpla esa función?
- Es un bebé de alta demanda. ¿Qué medicina hará que tu hijo deje de serlo?
- Una alteración de la flora intestinal. Desde hace años, los probióticos han conseguido buenos resultados en los estudios sobre cólicos del lactante. Pero cuesta mucho creer que puedan lograr mejoras completas si el niño padece hambre, falta de estímulos, pseudoestreñimiento, alergia

a las proteínas de la leche de vaca, reflujo, etcétera. Pueden influir de forma indirecta contribuyendo a mejorar algunos de estos problemas, pero no resolverlo todo. Son una parte del tratamiento muy útil en casi todos los cólicos, sin embargo solucionan muy pocos.

- Una alergia o intolerancia alimentaria. Solo mejora cuando se identifica y elimina de la dieta el alimento causante, o bien conseguimos que sea tolerado.
- El pseudoestreñimiento. Ningún medicamento es capaz de resolver una falta de coordinación del ano con los movimientos del intestino. Es una habilidad nueva que el bebé adquiere y necesita aprender a manejarla. La solución pasa por aliviar cuando es necesario y ayudar a que aprenda lo antes posible.
- El reflujo ácido. Tiene un tratamiento muy concreto: los antiácidos. Cualquier otra cosa puede aliviar e influir de forma indirecta, pero nada logrará la mejora tan evidente que consigue este medicamento. Aun así, es un tratamiento contraproducente si el niño no tiene un exceso de acidez en el estómago.

Como vemos, todo intento de dar una solución general al llanto está condenada al fracaso, pues todos los problemas tienen soluciones efectivas, pero cada uno la suya. Algunas medidas pueden ser positivas con varios problemas a la vez. Sin embargo, no encontrarás un tratamiento que sea adecuado en todos los casos.

Ante la incomprensión de las causas, la mayoría de los remedios que la gente recomienda para el cólico del lactante intenta atajar los síntomas. Pero es una aproximación simplista porque, cuando tiendes a aliviar el llanto sin entender a qué se debe, puede suceder lo siguiente:

- Un niño con hambre se calma momentáneamente con infusiones o el chupete, pero su necesidad de alimento no está siendo cubierta.
- Un niño con gases mejora con algo que le ayude a expulsarlos, pero si estos los causa una intolerancia alimentaria, una flora alterada, se retienen por un pseudoestreñimiento o entran porque come con ansiedad, solo mejorarán momentáneamente con el medicamento para liberarlos.
- Hasta hace poco, se han llegado a usar fármacos como los barbitúricos para tranquilizar a un niño que llora. Pero es evidente que drogándolo no le ayudas.
- Aunque consiguiéramos que un bebé con reflujo no llorase dándole un medicamento para el dolor o para dormir, eso no impediría que el ácido siguiera dañando sus mucosas.

Algunos de esos problemas tienden a solucionarse solos, pero pueden tardar semanas o meses en hacerlo. Por el contrario, si comprendemos las causas y cómo abordarlas, estaremos dando soluciones reales y evitando efectos indeseables de tratamientos inadecuados o daños añadidos por no tratar lo que necesitaba solucionarse.

Hemos andado la parte más importante del camino: entender por qué llora. Ahora no nos perdamos al plantear un tratamiento.

¡Vayamos a por las causas!

A partir de aquí veremos las medidas dirigidas a conseguir eliminar las causas del llanto de tu hijo. Su objetivo es aliviarlas lo antes posible, pero yendo a la raíz de cada problema.

28

Cómo cubrir sus necesidades

Es evidente que, para evitar el llanto de tu hijo, hay que cubrir adecuadamente sus necesidades. Es la solución perfecta para aquellos niños en los que el problema es una pauta de alimentación o de estímulos que se les queda corta. De hecho, esto es válido para cualquier bebé, pero tiene aún más sentido en aquellos en los que hay un llanto llamativo que desaparece cuando reciben comida o estímulos.

El problema es que durante mucho tiempo se han dado a las familias recomendaciones que van en contra del instinto del bebé. Por eso es probable que las pautas que te daré sean criticadas por muchas personas de tu entorno, incluso por profesionales de la salud. Piensa, sin embargo, que esa inseguridad que sientes al ser responsable del bienestar de tu bebé te hace más vulnerable a los comentarios de la gente.

Así pues, para resolver los cólicos del lactante, es esencial cubrir adecuadamente la necesidad de comida y estímulos, porque ningún bebé con hambre o necesidad de estímulos se acostumbrará a no recibirlos cuando le hacen falta. Y porque esta carencia influye de forma negativa en todo el proceso adaptativo del bebé en los primeros meses de vida, favoreciendo que aparezcan y empeoren otros problemas.

Si tu hijo pasa hambre o tiene una carencia de estímulos, llorará hasta que los reciba o hasta que se duerma, agotado. Esto genera un estrés mantenido durante todo el día que:

- Altera la regulación del sistema nervioso autónomo.
- Puede producir reflujo ácido.
- Dificulta el sueño. Recuerda que, para poder dormirse, el bebé necesita tener cubiertas sus necesidades de alimento y estímulos. Cuando tiene sueño pero siente una carencia, se pelea para no dormir, lo que en sí mismo generará nuevas crisis de llanto. Con esa mala calidad de sueño alterará la regulación del sistema defensivo, lo que favorece las infecciones y las alergias.

Sin duda, cubrir adecuadamente la alimentación y el flujo de estímulos es lo más importante en cualquier bebé que llora mucho. Elimina por sí mismo muchos cólicos del lactante, y si no lo haces, no terminan de resolverse por sí mismos. En el protocolo de tratamiento completo que hay al final del libro, verás que esta es una pieza imprescindible en todos los niños.

La primera terapia que hay que aplicar a todo bebé con cólicos del lactante consiste en cubrir adecuadamente las dos necesidades que no puede suplir por sí mismo:

- La alimentación.

- Los estímulos.

Esto, que debería ser sencillo, no lo es porque durante muchos años se han defendido pautas de crianza que no entienden al bebé.

Es imposible que un bebé deje de llorar con frecuencia si no se cubren bien estas dos necesidades.

En muchos casos basta con aplicar estas pautas para que los cólicos desaparezcan.

29

La alimentación a demanda: la forma correcta de alimentar a un bebé

Las pautas que te daré son iguales en todos los casos; es decir, si el bebé toma lactancia materna, artificial o mixta.

- El tiempo entre las tomas:
  - No hay un tiempo mínimo entre las tomas. Si un niño vuelve a pedir a los cinco minutos, hay que volver a darle comida.
  - En cuanto un bebé está inquieto, aunque no llore, lo primero que debes comprobar es si tiene hambre. Si le ofreces leche, toma y se tranquiliza, es que era eso.
  - Si cuentas el tiempo entre las tomas desde el principio de una al principio de la siguiente:
    a) Durante el día. Si no pide comida al cabo de dos horas, ofrécele. Si está dormido, despiértale para que tome. Solo cuando los llantos han desaparecido, podemos dejar que el bebé establezca las tomas realmente a demanda, dejando que superen las dos horas a su ritmo.
    b) Durante la noche. Si no pide, déjale dormir. Cuando un bebé tiene un peso claramente superior al que

registró al nacer, ya tiene reservas para aguantar sin problemas una noche. Si tienes la suerte de que te deje dormir, descansad todos.

Duración de la toma con pecho y cantidad con biberón

- Con lactancia materna:
  - No hay una duración máxima. Cuando el bebé tiene hambre, hay que darle de comer hasta que se sacie. No interrumpas la toma y deja que vacíe el pecho tanto como quiera.
  - Para vaciar ambos pechos de forma equilibrada, empieza cada toma con un pecho diferente: una toma con el pecho derecho, la siguiente con el izquierdo, etcétera (independientemente de que tome de un pecho, o de los dos).
- Sabrás que está comiendo suficiente si:
  - Cada vez que le das el pecho se tranquiliza.
  - Tiene una ganancia de peso adecuada de entre cuatrocientos y ochocientos gramos al mes en los primeros cuatro meses de vida, que baja conforme el niño crece. En el primer y segundo mes se acercan más a los ochocientos gramos, y en el tercer y cuarto, bajan a unos cuatrocientos al mes.
  - Está activo. Un bebé activo es un bebé que no pasará hambre sin protestar. Si se tranquiliza cuando come, gana peso y está activo sin llorar, es porque está bien alimentado.
- Con lactancia artificial:
  - No hay una cantidad adecuada. Lo que se indica en algunas latas o reglas fijas (por ejemplo, 150 ml por kilo de peso y día) es una estadística. Cada niño es diferente. Unos comen más y otros, menos. Y cada día es distinto,

porque se está adaptando a unas condiciones que cambian constantemente.

- Si preparas una cantidad determinada y se la acaba, sube la cantidad. Siempre debe sobrarte.
- Tetina. Hay tetinas que permiten extraer mayor cantidad de leche que otras. Para escoger la adecuada: Si el bebé se atraganta con facilidad, usa una con menor salida. Pero si el bebé come con ansiedad, prueba con una de mayor flujo.

• Con lactancia mixta, para mantener el pecho sin generar ansiedad al comer:
- Ofrece siempre primero el pecho cada vez que pide, y si durante el día pasan dos horas sin pedir. Hacerlo con mucha frecuencia es la forma de estimular un aumento de la producción para que necesite menos biberones.
- Si en alguna toma el niño rechaza el pecho porque está demasiado ansioso y no consigue suficiente flujo, puedes ofrecer biberón hasta que se tranquiliza, momento en que retirarás el biberón y ofrecerás el pecho. Así eliminarás esa ansiedad transitoria y acabará tomando el pecho una toma más.
- Si tras tomar ambos pechos sigue con hambre, termina de saciarle con la cantidad de biberón que necesite.
- La frecuencia y la cantidad de las tomas puede aumentar mucho en días sueltos. Son las llamadas «crisis de crecimiento». En ellas basta con ofrecer tanto como pida. En cuanto el bebé vea que se aumenta la cantidad hasta cubrir su necesidad, empezará a comer más tranquilo, espaciando las tomas. Estas crisis pueden ocurrir de vez en cuando, sin una pauta fija, cuando nota que la cantidad de alimento que recibe se le está quedando corta.

Interrupción de las tomas

- No interrumpas nunca una toma mientras está comiendo a gusto. No hagas caso de recomendaciones como:
  - Interrumpir para que eche los gases.
  - Interrumpir cuando mueve la tripa al comer para que vacíe un poco haciendo caca y siga tomando.

  En ambos casos, lo único que logras al hacerlo es que, cuando el bebé por fin puede hacer una toma tranquilo, no consiga completarla, y eso favorece que coma con más ansiedad.

- En los niños que se alimentan con leche artificial y tienen cólicos del lactante, es mejor preparar un biberón del que sobre cantidad, que dejarle con hambre y hacer que espere mientras preparamos más. Hazlos de forma que siempre sobre.

- No entretengas el hambre. Un niño con cólicos del lactante no debería usar chupete. Tampoco le des infusiones ni trates de calmarle meciéndolo. Ante cualquier muestra de incomodidad, en primer lugar deberás ofrecerle siempre algo de leche.

- El chupete es innecesario. Durante la mayor parte de la historia de la humanidad no existió.

  Si lo usas en un bebé con cólicos, ofrece siempre primero comida. Solo si ves que rechaza la comida, prueba por si lo que desea es un estímulo diferente.

  Puedes usar el chupete para calmarlo mientras llega la comida:
  - Si la madre no puede darle el pecho en ese momento, hasta que pueda.
  - Si el biberón no está preparado, hasta que esté disponible.
  - Intenta que la comida llegue lo antes posible.

La utilidad de esta pauta en cada causa de los cólicos del lactante

Esta pauta de alimentación es recomendable en todos los bebés, incluso en aquellos que no sufren cólicos del lactante, ya que consigue cubrir adecuadamente las necesidades alimenticias de cualquier niño. Sin embargo, en los que padecen cólicos es especialmente importante porque una pauta adecuada de alimentación influye positivamente en el resto de los problemas que puede tener.

Así, si el niño también tiene:

- Gases. Dándole de comer con la pauta indicada, hará más tomas y logrará comer más tranquilo, porque ofreces antes de que esté desesperado. Y comer más tranquilo implica:
  - Tragar menos gases.
  - Poder llenar una barriga que ya está sufriendo por presión con unas cantidades más pequeñas y que va a tolerar mejor.
- Reflujo. Mejorará en parte, porque al comer tomas más frecuentes y más pequeñas se reducen la acidez y la regurgitación:
  - Como la leche tiene capacidad de amortiguar la acidez, se compensa comiendo con frecuencia.
  - Cuando coma lo hará a un ritmo más lento y eso permitirá que la leche ayude a reducir la acidez antes de que rebose.
- Pseudoestreñimiento. El problema es que no logra coordinar para abrir el ano cuando hay movimiento de tripa tras la toma. Cuantas más tomas haga, más oportunidades tiene de que en una de ellas se le ocurra abrir el ano y consiga vaciar la barriga.

Para cubrir la necesidad de alimento del bebé (tome pecho, biberón o lactancia mixta), lo mejor es hacerlo a demanda:

- Dale cada vez que pida.

- Si, durante el día, pasan dos horas y no pide, ofrécele.

- De noche puedes dejarle que duerma cuanto quiera.

- Es el niño quien decide la duración de la toma con el pecho. Déjale comer hasta que él suelte el pecho.

- El niño también decide la cantidad de leche que toma con biberón. Prepáralo de forma que siempre sobre.

- Si toma biberón, la tetina debe permitir un flujo adecuado que haga que el niño no coma con ansiedad ni se atragante.

- No interrumpas las tomas. Déjale comer a gusto.

- No entretengas las tomas con chupete, infusiones o meciéndolo. En cuanto lo veas activo, lo primero que debes ofrecerle es leche.

Esta pauta es adecuada para todos los bebés, aunque no tengan cólicos del lactante. Pero es imprescindible en los que los sufren y mucho más importante que cualquier otro tratamiento.

30

El porteo y el colecho: las dos formas más fáciles de cubrir la necesidad de estímulos

Como en la pauta adecuada de alimentación del bebé, la provisión de estímulos no es solo aplicable a los niños con cólicos del lactante. Por el contrario, es recomendable en cualquier bebé, pero especialmente en los que presentan un llanto intenso y recurrente.

Recordemos que los bebés de alta demanda son esos niños con una necesidad de estímulos especialmente llamativa, que domina por encima de la de comer y dormir. Casi no duermen durante el día y no paran de pedir estímulos nuevos. Te recuerdo que estos niños presentan tres problemas:

- Todo el mundo te critica porque lo tienes siempre en brazos, cuando es evidente que no deja de llorar de otro modo. Mucha gente sigue defendiendo formas de crianza que limitan la cobertura de las necesidades biológicas de los niños, pretendiendo educarlos. Esto es absurdo y solo lleva a las crisis de llanto evitables.
- El bebé de alta demanda necesita una sucesión interminable de estímulos y un proveedor en exclusiva mientras está

despierto, que son muchas horas al día. Puede resultar agotador.

- Algunos necesitan el contacto constante incluso mientras duermen. Si echa una siesta tiene que ser sobre ti, y de noche solo está tranquilo durmiendo pegado a ti.

Para llegar al volumen de estímulos que necesitan estos niños, debemos buscar herramientas que nos permitan hacerlo de forma llevadera. Hay dos que destacan:

- El porteo, durante el día.
- El colecho, de noche.

No son imprescindibles, pero pueden facilitar mucho el día a día, especialmente en los bebés de alta demanda. Estas dos prácticas son dos pilares básicos de la crianza con apego o crianza natural. Este nuevo enfoque está cambiando el modo de entender al bebé y se ajusta más a la realidad que la práctica anterior, que era demasiado rígida y no entendía el equilibrio de necesidades que definen su conducta.

Los bebés necesitan estímulos para desarrollar su cerebro.

Los estímulos, como la comida, necesitan un flujo constante de información nueva.

Cuando no cubres esta necesidad, no educas al niño, sino que lo desatiendes.

Los bebés de alta demanda son aquellos que tienen una mayor necesidad de estímulos.

Para cubrir esta necesidad más fácilmente, podemos usar el porteo durante el día y el colecho de noche.

El porteo

Llamamos «porteo» a la práctica de llevar al bebé contigo mientras realizas tus tareas cotidianas, no solo cuando pide estímulos, sino de forma continuada durante el día. No lo coges cuando te lo pide, sino que el niño, por defecto, es porteado.

Si llevaras al niño en brazos, tendrías varios problemas:

- Ocuparías tus manos, de modo que no podrías hacer ninguna tarea.
- Para poder hacer algo, tendrías que cargarlo con un solo brazo y correrías el riesgo de sufrir contracturas de espalda al soportar un peso asimétrico, o tendinitis del hombro, el codo y la muñeca del brazo con que sostuvieras al niño.

El porteo usa medios de sustentación, como los pañuelos, fulares o mochilas de portabebés, para que el bebé vaya pegado a tu cuerpo. Esto tiene varias ventajas:

- Tus brazos están libres, lo cual te permite hacer tareas sin soltar al bebé.
- Puedes dar incluso el pecho mientras sigues realizando otra tarea.
- El niño está pegado a tu cuerpo en una posición neutra que carga el peso de forma más ergonómica sobre tu espalda.
- Supone una sobrecarga mucho menor para tus brazos y espalda.

Todo esto son ventajas para la madre, pero además permite al bebé:

- Un acceso más inmediato a la alimentación.
- Un contacto continuo con su cuidador, quien ya es en sí mismo una fuente de estímulos.
- Cambios de postura y entorno constante, lo cual le proporciona un torrente de información inagotable sin que los cuidadores tengan que pensar qué hacer para dar otro estímulo nuevo cada vez que agota el anterior.

El porteo seguro

Siempre que hablamos de «porteo», debemos recomendarlo con algunas advertencias para que sea seguro:

- El bebé debe tener siempre la cabeza visible. En algunas posiciones, si usas un fular o una mochila demasiado grande, el niño puede estar totalmente oculto. Si su cara queda pegada a tu cuerpo, podría sufrir asfixia.
- Respeta las indicaciones sobre edad y peso del fabricante de la mochila portabebés.
- Si el niño llora cuando es porteado, debes sacarlo cuanto antes del medio de porteo. En la mayoría de los casos, indica que se siente incómodo y simplemente necesita un cambio de postura. Antes de que una postura mantenida genere un daño significativo, el bebé llora. Al sacarlo del medio de porteo, alivias esa molestia.

En el bebé de alta demanda, el porteo permite que reciba el torrente de estímulos que necesita de forma más llevadera para sus cuidadores. En las horas de máxima actividad, preferirá ser porteado mirando hacia delante, para explorar también el entorno, de modo que es aconsejable que uses una mochila ergonómica.

Los efectos beneficiosos del porteo en otras causas
de los cólicos del lactante

Como en el caso de la alimentación, todas las causas de los cólicos están interrelacionadas porque es un solo bebé el que las sufre, y todo influye en todo. Además, el porteo puede actuar de forma positiva sobre otras alteraciones:

- La pauta de alimentación. Tener al niño en contacto contigo hace que detectes de forma precoz si tiene hambre. Los niños porteados reciben alimento con más frecuencia y tardan menos en ver atendida su demanda, de modo que se reduce sensiblemente su ansiedad por la comida.
- La expulsión de gases y heces. Estar más tiempo en posición vertical facilita que los gases salgan por arriba y la caca por abajo. Además, los movimientos producidos con el porteo generan un masaje constante sobre la barriga del bebé, que alivia las molestias mínimas y favorece la movilización del intestino, expulsando mejor las heces y los gases.
- Si sufre pseudoestreñimiento del lactante:
  - Resulta más fácil relajar el ano y que la gravedad ayude a expulsar más heces cuando ocurre, con lo que la presión claramente baja.
  - El movimiento del bebé cuando es porteado aumenta la motilidad intestinal, lo cual incrementa las probabilidades de que, al relajar el ano, se expulsen heces y gases de forma efectiva.
- En el caso de reflujo ácido, este se reduce al estar en posición vertical durante más tiempo:
  - Permite que se desarrolle mejor el cardias, que es un pliegue que actúa como válvula para cerrar el estómago por arriba e impide el reflujo.
  - Si hay reflujo en algún momento, el contenido rebosan-

te tiende a volver al estómago y facilita así que la molestia generada por ese ácido en el esófago ceda antes.
- Reduce las crisis de atragantamiento en las que la subida de la leche obstruye la vía respiratoria.
- Además, cuanto menos frecuentes sean estos episodios de reflujo, menor es el daño del esófago y la faringe del bebé, y se eliminan todos los síntomas del reflujo.
- Al mejorar la expulsión de heces y gases, hay menos presión sobre el estómago y se reducen las regurgitaciones.
- Baja su nivel de estrés al recibir contacto y estímulos constantes y se limita además la producción de ácido del estómago.

En resumen, si tu hijo sufre cólicos del lactante, es muy recomendable que uses una mochila portabebés o un fular. En la práctica, las mochilas son más seguras y más fáciles de poner y quitar.

A la hora de elegir una, comprueba:

- Que sea adecuada para su edad y peso.
- Que sea ergonómica tanto para el bebé como para quien lo lleva.
- Que sea cómoda de poner y de llevar, porque la usarás muchas horas al día.

En muchas páginas web, encontrarás asesoramiento y formación sobre su uso.

El porteo es una práctica de crianza que consiste en llevar a tu hijo sujeto a ti con algún sistema de sujeción, como un fular o una mochila portabebés.

Ayuda a cubrir mejor la necesidad de estímulos que tienen los bebés, pero especialmente los de alta demanda y los que sufren cólicos del lactante, porque puede influir positivamente en muchas de sus causas.

Para realizarlo de forma segura:

- Usa un sistema de porteo adecuado a su edad.
- Deja siempre libre la cabeza del bebé.
- Si muestra incomodidad, sácalo del sistema de porteo.

El colecho

El colecho es la práctica de crianza que consiste en que el niño duerma en la cama de sus padres. Hay personas que lo consideran un pilar esencial de la crianza natural, y otras, que lo ven como un error injustificable. La cuestión es demostrar su validez, porque la mayoría de los bebés se duermen en brazos de quien cubre sus necesidades de alimento y estímulos, y antes o después aprenden a dormirse solos.

Mi actitud frente a esta realidad es simple: Tanto el niño como los padres necesitan descansar de noche, y la forma correcta de dormir es aquella en la que todos descansen bien. Cuando un bebé no ha recibido suficientes estímulos durante el día, es muy normal que llore cuando tiene sueño y acabe durmiéndose en brazos de quien le da estos estímulos, mientras le calma meciéndolo, paseándolo o alimentándolo.

Cuando el total recibido de día es claramente insuficiente, muchos niños lo piden también de noche. Y ante esta situación aparece la duda de si hay que meterlo en la cama. Encontrarás defensas acérrimas en los dos sentidos, pero lo importante es valorar si todos descansáis mejor haciendo colecho, y qué prefieres.

¿Qué prefieres?

Si te apetece hacer colecho, hazlo. El bebé recibirá más fácilmente los estímulos necesarios de noche, y, si descansáis bien, estará solucionado. En cambio, si prefieres no hacerlo, debes entender que esta demanda nocturna puede ser tan normal en esta edad como la de comer. Si es excesiva, nos indica que el niño no recibe los estímulos que necesita durante el día.

La forma más efectiva de no hacer colecho de noche pasa por mejorar el volumen de estímulos de día. Pero no hay garantía de que esto funcione, porque, si se trata de un bebé de alta demanda, puede ser imposible aportarle los estímulos que necesita solo con las horas diurnas.

La postura absurda es negarnos a hacer colecho y, si es necesario, tener al bebé llorando durante horas cada noche. Para mí, esto es el «colecho no aceptado» y es un problema que puede impedir el descanso de muchas familias.

Así que, si quieres hacer colecho, hazlo. Y si no quieres hacerlo, intenta suplir su necesidad de estímulos con mayor intensidad durante el día. Sin embargo, si no lo logras, habrá que aportarle esos estímulos también de noche y el colecho puede ser la solución, no la óptima ni definitiva, pero sí la más realista en muchos casos. Asumirla como tal y no luchar cada noche generando un estrés en todos los miembros de la familia es un cambio sustancial.

Hacer colecho de forma segura

En cierto momento, los detractores del colecho asustaron a quienes lo defendían esgrimiendo que favorece la muerte súbita del lactante. Se basaban en un estudio que resultó tener un sesgo importante: se hizo en una ciudad de Estados Unidos en la que había grandes diferencias sociales en cuanto a la crianza. Era más frecuente realizar colecho entre las familias de la población afroamericana y latina, en las que había más factores de riesgo de muerte súbita (como la obesidad, los colchones de mala calidad, los fumadores y consumidores de droga, etcétera).

Cuando estos factores se eliminaban, quedaba demostrado

que la muerte súbita era menos frecuente entre los bebés que practicaban colecho. Por tanto, el colecho es una opción segura siempre que quien duerma con el niño no sea obeso, fumador ni tome drogas, y lo haga en un colchón firme y sin usar mantas excesivamente pesadas. La opción es tuya.

El colecho es la práctica de crianza en la que el bebé duerme en la cama de sus progenitores.

Todos los bebés se duermen en brazos de quien les cuida miles de veces, así que en realidad hacen colecho.

Hacer colecho es seguro si:

- No tienes problemas de obesidad.

- Tienes un colchón firme.

- No usas mantas muy pesadas.

- No fumas.

- No tomas drogas ni medicamentos que te hagan dormir de forma más profunda de lo normal.

Cuando no tienes ninguno de estos factores de riesgo, hacer colecho reduce las posibilidades de que el bebé sufra muerte súbita.

Si al hacer colecho descansáis bien, hazlo. En caso contrario, intenta aportarle más estímulos durante el día, para que esta necesidad esté lo suficientemente cubierta.

31

Los probióticos

Hemos visto la importancia de la flora intestinal en la salud del bebé. Los estudios demuestran que podemos influir sobre su composición aportando los millones de gérmenes que contienen los suplementos llamados «probióticos».

Hay varios factores que definen la flora del niño en los primeros meses de vida, y es interesante actuar sobre ellos cuando están dentro de nuestra capacidad de maniobra:

- El parto o la cesárea. La forma natural de nacimiento de un bebé es el parto vaginal. La cesárea es una técnica extraordinaria que, en ciertos casos, puede evitar problemas en el niño y la madre, pero es importante recurrir a ella solo cuando está plenamente justificado, ya que altera la flora inicial del bebé. Por eso, en los niños nacidos por cesárea tiene sentido suministrar probióticos desde el nacimiento.
- El tratamiento antibiótico. Algunas madres son portadoras de bacterias perjudiciales que pueden transmitir a su hijo al nacer, dando lugar a infecciones graves. Para evitarlo, hoy en día tenemos protocolos para detectar en qué casos ocurre y si es necesario suministrar antibióti-

cos a la madre durante el parto, o al bebé, tras el nacimiento. Cuando lo hacemos, el antibiótico elimina a esta bacteria peligrosa, pero junto con ella altera al resto de la flora intestinal del bebé. Debemos restaurarla con probióticos.

- La limpieza del entorno. Después del nacimiento, el bebé contacta con gérmenes nuevos cada día. Nuestro entorno está repleto de ellos. Algunos nos los transmiten las personas con las que vivimos o nuestras mascotas; otros están en los objetos cotidianos. En realidad, esto es positivo. Cuanto más variada es la flora, mejor, ya que una flora rica hace que se alcancen equilibrios más estables y con mayor resistencia a las infecciones. Debemos distinguir claramente entre salubridad y esterilidad: es positivo que un bebé no se críe en una ciudad cuyas aguas residuales pasan por la superficie de la calle. Pero una esterilización compulsiva del entorno es negativa. Para conseguir unas condiciones de salubridad adecuada, no es necesaria la esterilización, que además es imposible. Una limpieza razonable más bien relajada, con otros niños o mascotas en casa aportando gérmenes, es un ambiente muy adecuado. Cuando esto no se cumple, los probióticos son un parche, pero a veces necesario.

- Las infecciones. Antes o después aparece en escena algún microbio más agresivo que tiende a dominar la flora intestinal y agredir al cuerpo en forma de gastroenteritis. El suministro de probióticos es una de las medidas básicas para corregirla.

Para los cólicos del lactante, los probióticos más efectivos son los lactobacilos, especialmente el *Lactobacillus reuteri* y el GG. Las bifidobacterias también tienen un efecto positivo.

Los probióticos pueden actuar en varios de los problemas que metemos en el saco de los cólicos:

- En los gases. Una flora adecuada produce fermentación, pero una inadecuada puede generar una mayor cantidad de gases. Especialmente porque, al agredir la mucosa, genera cierto grado de intolerancia, y deja más recursos libres que al fermentar en el intestino producirán más gases. Los probióticos pueden reducir esa producción de gases.
- En el reflujo, y de dos formas distintas:
  - Uno de los factores que hace que algunos bebés desarrollen reflujo ácido y otros no es su flora intestinal. Cuando es agresiva, genera un daño ante el cual el estómago responde aumentando la acidez. Los probióticos pueden ayudar a reducir el reflujo.
  - Cuando tratamos el reflujo con antiácidos, cambiamos el medio interno del intestino modificando la flora intestinal. Algunos niños mejoran del reflujo tomando el antiácido, pero tienen más gases. Para evitarlo, es útil añadir los probióticos en el tratamiento contra el reflujo.
- Las intolerancias y las alergias. Una flora agresiva puede dañar la mucosa intestinal, que perderá parte de su capacidad de digerir la leche y facilitará la aparición de intolerancias. Esta agresión activa el sistema defensivo, que buscará al culpable y, si se equivoca atribuyéndolo a un alimento que pasaba por ahí, originará una alergia. Por tanto, es clave suministrar probióticos para tener una flora intestinal que no daña la mucosa, y así evitar tanto las alergias como las intolerancias alimentarias.

¿Por qué tu hijo necesita probióticos?

Cada vez se usan más los probióticos y, como hemos visto, la flora es el resultado de muchas interacciones y hay varios factores que influyen en que cada vez haya más niños con una flora alterada. Uno de los problemas es que se usa en periodos demasiado cortos y no es posible cambiar la flora de un bebé dándole unas gotas durante varios días.

Si un niño tiene una flora perjudicial es porque hay condicionantes que la han provocado. Pero podemos modificarla con algunas medidas:

- Mantener una higiene razonable, pero no esterilizar.
- Intentar que la leche que tome el bebé contenga prebióticos que favorezcan el crecimiento de gérmenes buenos. El pecho los tiene, así como algunas fórmulas infantiles.

Sin embargo, el uso de probióticos debe ser siempre una intervención a medio-largo plazo, porque la flora no se modificará de forma estable por el hecho de tomarlos durante unos días. Aunque sus efectos suelen notarse rápido, una vez se dejan de tomar también los síntomas pueden volver poco después de suspender el tratamiento.

En resumen: no es un remedio que haya que dejar de tomar en cuanto notamos la mejora, sino que hay que prolongarlo durante al menos un par de meses.

Otra pieza constante del puzle para solucionar los cólicos del lactante

Dado que los probióticos no tienen un efecto perjudicial en los bebés que están bien, es uno de los remedios que casi siempre incluyo en el plan de tratamiento de un niño con cólicos del lactante.

Si te fijas, por ahora las tres herramientas descritas (pauta de alimentación, estímulos y probióticos) serían recomendables en todo niño con cólicos. De hecho, solo aplicando esto mejoran un setenta u ochenta por ciento de los bebés que lloran mucho.

En la práctica, se podría prescindir del diagnóstico diferencial realizando estas medidas de forma general a los «bebés llorones».

Pero hay un veinte o treinta por ciento de casos en los que no es suficiente.

Los probióticos son suplementos nutricionales que aportan gérmenes beneficiosos a la flora intestinal del bebé.

Hay muchas decisiones que pueden influir en la composición de la flora intestinal.

Para hacer modificaciones estables de la flora con probióticos debemos:

- Aportarlos en periodos prolongados.

- Acompañarlos de prebióticos en la alimentación, que permitan sobrevivir a estos gérmenes una vez implantados.

Están especialmente indicados en niños:

- Nacidos por cesárea.

- Que hayan tenido que tomar antibióticos.

- Que tomen el pecho, y su madre haya tenido que tomar antibióticos durante la lactancia.

- Con alergias o intolerancias alimentarias.

- Si tienen muchos gases.

- Si tienen reflujo ácido.

En la práctica... en todos los cólicos del lactante.

32

La fisioterapia en el tratamiento de los cólicos del lactante

Hoy en día, es impensable escribir un libro sobre los cólicos del lactante sin mencionar la fisioterapia. Es una disciplina que, como la pediatría, lleva décadas tratando de dar explicación y respuestas a este problema, y desde un enfoque complementario.

He tenido el placer de hacer puesta en común con algunos de los referentes de esta terapia en España. Quiero destacar especialmente a dos profesionales cuyo trabajo conozco bien: Raúl Guzmán y Raquel Chillón.

Las técnicas fisioterapéuticas para el cólico del lactante

Entendemos por «fisioterapia» el uso de técnicas físicas para curar enfermedades, ayudar en el desarrollo o rehabilitar capacidades tras una alteración. En el caso de los cólicos del lactante, estas son las aproximaciones más habituales:

- La manipulación vertebral suave. Hay algunos bebés que presentan alteraciones vertebrales que reducen su movilidad o producen compresiones de los nervios que salen entre las vértebras. Como en el caso de los cólicos, suelen tener un llanto inconsolable con un inicio y final bruscos. Muchos niños mejoran los síntomas con una manipulación que consiste en movilizar de forma muy leve cada una de las vértebras, sin forzar, y buscar una mejora de la movilidad de las articulaciones entre las vértebras. Pero no hay suficientes estudios que demuestren la eficacia en los casos de cólicos del lactante.

- La osteopatía es el estudio del sistema de músculos, tendones, ligamentos y huesos y la forma en que sus alteraciones pueden generar una patología que afecte al resto del organismo. Busca las tensiones musculoesquelíticas que puedan causar alguna patología y su eliminación mediante técnicas manuales. Para los cólicos, hay dos enfoques de tratamiento osteopático:
  - La osteopatía craneal se relaciona con las alteraciones del cráneo generadas por el proceso del parto o el uso de instrumental en él y busca liberar las tensiones generadas. Actualmente hay pocos estudios con evidencia. Los cólicos no aparecen desde el nacimiento, sino conforme avanzan las semanas. Esto no encajaría con un daño producido en el momento del parto y tampoco con que las crisis de dolor sean intermitentes.
  - La osteopatía visceral se centra en mejorar la funcionalidad y movilidad de los órganos abdominales. Se trabaja sobre todo en mejorar su riego sanguíneo y linfático y en recuperar la elasticidad de las fascias que los rodean, para que mejore su movilidad. Algunos estudios muestran la eficacia de esta técnica en problemas de gases, estreñimiento y reflujo, con técnicas específicas para cada uno de ellos. Es más adecuada porque no cae en el error de pretender una solución genérica para cualquier causa del llanto del bebé.

- El masaje infantil es una terapia que aplica el fisioterapeuta y él mismo enseña a los padres. El masaje es una técnica que moviliza las distintas partes del cuerpo, de modo que relaja contracturas y mejora el riego sanguíneo y el drenaje linfático. Es algo positivo en cualquier paciente y para muchas patologías. En el caso del cólico, puede ayudar a mejorar la regulación del sistema nervioso autónomo, el inmunitario y reducir percepción del dolor. Es, junto con la osteopatía visceral, una de las dos técnicas de fisioterapia más útiles. Sus beneficios se obtienen con la frecuencia y por lo que implica de contacto y estimulación. Por tanto, es muy recomendable incluir en la rutina diaria de cualquier niño, sobre todo si está sufriendo. No hay un masaje más eficaz que otro. Hazlo con paciencia, con suavidad y disfrutándolo tanto como el bebé que lo recibe.

Como ves, hay muchas técnicas en fisioterapia que se postulan como solución para los cólicos del lactante. Pero no termina de haber una evidencia clara, porque no hay una causa única. Por eso, cuando en la osteopatía visceral, en lugar de hablar de «cólicos», se dirige la técnica a problemas concretos, el enfoque tiene más posibilidades de éxito.

En consulta, muchos padres me dicen que el niño ha mejorado con fisioterapia, si bien no ha resuelto el problema por completo. En realidad, la fisioterapia puede hacer que la mejora, una vez activadas las soluciones a los cólicos, sea más rápida. Contribuye como una técnica complementaria que puede agilizar la recuperación.

Así, por ejemplo, en un bebé que tiene muchos gases debido a una flora alterada y una alergia a las proteínas de la leche de vaca y alta demanda, la fisioterapia puede ayudarle:

- Aportando estímulos que contribuyan a suplir la gran necesidad del bebé por ser de alta demanda. El masaje puede reducir el estrés que en este niño ha producido su falta de estímulos y el dolor por el exceso de gases acumulados y por la irritación de la mucosa, generado por la alergia a las proteínas de la leche de vaca.
- Mejorando la expulsión de gases hasta que se normalice su producción.
- Recuperando la movilidad normal del intestino más rápidamente una vez eliminada la leche de su dieta y restaurada la flora con probióticos.

Sin embargo, dudo bastante que se consiga mucho más que una mejora transitoria si solamente optamos por aplicar fisioterapia y seguimos:

- Sin cubrir la necesidad de estímulos tan marcada que tiene por ser un bebé de alta demanda.
- Tomando en su alimentación proteínas de leche de vaca, que seguirán irritando su intestino y generando molestias.
- Con una flora alterada que provocará más gases por mucho que le ayudemos a expulsarlos.

Por ello, la solución óptima de los cólicos parte de un diagnóstico y tratamiento enfocado a las causas por parte del pediatra; las técnicas del fisioterapeuta orientadas a esas causas concretas pueden colaborar en la solución definitiva. Por tanto, sería el cuarto elemento recomendable en todo niño con cólicos del lactante, siempre en forma de masaje infantil y osteopatía visceral. En resumen: fisioterapia sí, pero no solo fisioterapia.

La fisioterapia es el uso de técnicas físicas para curar, rehabilitar, prevenir y promocionar el desarrollo normal.

Desde hace muchos años, hay varias técnicas de fisioterapia que intentan solucionar los cólicos del lactante. Estas son las más usadas:

- La manipulación vertebral suave.

- La osteopatía craneal.

- La osteopatía visceral. Está enfocada a problemas concretos y es más eficaz que las dos anteriores.

- El masaje infantil. Es útil en todos los niños, y especialmente en aquellos que sufren dolor persistente.

La fisioterapia puede contribuir a una recuperación más rápida y a aliviar los síntomas, cuando aplicamos las soluciones concretas de cada uno de los problemas que puede originar cólicos. Pero pocas veces resuelve las causas de los cólicos del lactante por sí misma.

33

Los microenemas, las sondas y otros remedios para aliviar la presión

Este ha sido tradicionalmente el remedio por excelencia para el cólico del lactante. Hasta ahora hemos hablado de las cuatro herramientas que pueden ser útiles en todos los casos, y que además no son perjudiciales en ningún niño sano:

- Una pauta de alimentación correcta.
- Cubrir su necesidad de estímulos.
- El suministro de probióticos para definir una flora intestinal adecuada.
- El masaje infantil.

La osteopatía visceral será útil si se siguen indicaciones precisas y en técnicas concretas.

A partir de ahora veremos las técnicas que solo están indicadas en algunos bebés. Para ello, intentaré aclarar cuándo tiene sentido aplicarlas y cómo hacerlo.

La solución más conocida para los cólicos del lactante

Casi todo el mundo interpreta que la causa de los cólicos del lactante son los gases, y cuando un bebé llega a urgencias con una crisis de llanto inconsolable catalogada como «cólico», lo habitual es que se le ponga una sonda rectal para expulsar gases.

A veces funciona y a veces no, porque varias de las causas que he explicado se manifiestan con una acumulación excesiva de heces y gases, pero no todas:

- Cuando hay una pauta de alimentación incorrecta que favorece que el bebé coma con ansiedad, a veces llora por hambre sin recibir comida (porque «no toca»), pero otras porque come con ansiedad, de modo que genera una distensión brusca del abdomen a causa de la entrada rápida de mucha cantidad de leche y porque con ella entra también mucho aire por la ansiedad con que come.
- En el pseudoestreñimiento hay una falta de relajación del ano que impide que se vacíe la barriga al ritmo que necesitaría, de modo que va aumentando la presión, toma tras toma, hasta que se hace insoportable. En ese caso, la solución inmediata pasa por abrir la salida de heces y gases con una sonda rectal.
- Las alergias e intolerancias digestivas generan un aumento de la fermentación en el intestino y una alteración de la movilidad que favorecen la acumulación de gas. Ayudar a la expulsión puede reducir momentáneamente el dolor. Sin embargo, seguirá generando un exceso que no se reducirá hasta que eliminemos el alimento causante o generemos tolerancia.
- Si la flora intestinal es inadecuada, puede fermentar la leche con un aumento de la producción de gases. Aunque la solución clara es modificar esa flora, podemos aliviarla

haciendo que esos gases salgan con más facilidad con el uso de la sonda rectal en el momento en que llega a generar llanto inconsolable.

- Para el reflujo ácido, la mejora puede ser indirecta por dos vías:
  - Cuanta más presión hay en la barriga, más fácil es que refluya con volúmenes menores.
  - Y si el niño tiene un problema de gases que provoca dolor, genera un estrés que sí aumenta la secreción de ácido gástrico.

Por tanto, si logramos que la presión abdominal no suba demasiado, aunque no resuelva inmediatamente una crisis de llanto que se ha desencadenado por acidez, puede hacer que estas sean menos frecuentes e intensas.

¿Qué usar para relajar el ano y favorecer la expulsión de heces y gases?

En la actualidad disponemos de microenemas de glicerina. Son básicamente una combinación de la sonda rectal y el supositorio de glicerina. Tiene una cánula fina y alargada que hace de sonda rectal cuando es introducida en el ano y un reservorio con glicerina líquida en su interior que sirve como lubricante.

Se trata de una mejor opción que la sonda rectal, porque permite lubricar de forma más adecuada el interior del ano. Si usas una sonda, aunque la cubras de vaselina, la mayor parte de este lubricante queda fuera al introducir la sonda por un ano que está cerrado.

También supera al supositorio de glicerina porque la cánula del microenema es más fina que el supositorio, con lo que duele menos. Por otro lado, si introduces el supositorio, la mayoría de los bebés lo expulsan antes de que se disuelva, con lo cual no lubrica como debería y duele al entrar y al salir. Si lo usas a modo de cánula intentando hacer con él movimientos circulares para relajar el ano, verás cómo se te deshace entre los dedos por la presión de sujetarlo y el calor de tu piel.

El microenema de glicerina agrupa lo mejor de ambas opciones y reduce sus inconvenientes, por ello es la mejor cuando necesitamos relajar y abrir el ano de un bebé para vaciar la presión de su barriga.

El prospecto de estos microenemas indica que su uso no es recomendable en menores de dos años. En los medicamentos hay una limitación genérica para no usar nada en menores de dos años, embarazadas o madres lactantes si no es con indicación del médico. Estos microenemas se usan desde el nacimiento cuando es necesario. La clave es cómo y cuándo usarlos.

¿Cómo se usa un microenema de glicerina?

El microenema es una cánula con un reservorio en uno de sus extremos, que es el que nosotros sujetamos. En el interior de ese reservorio hay glicerina líquida. El otro extremo de la cánula tiene un tapón para evitar que la glicerina escape. Todo el microenema está hecho de plástico flexible para que podamos presionarlo con facilidad y lograr que la glicerina salga por la cánula.

Pasos para usar el microenema de glicerina:

1. Pon a tu bebé sobre una superficie plana con algo que recoja lo que va a salir. La idea es que evacúe, así que es recomendable que pongas un empapador y tumbes al bebé sobre él. Deja bastante espacio libre del empapador desde el bebé en la dirección en la que su ano proyectará la caca y los gases cuando salgan, porque a veces lo hace con mucha fuerza y puede manchar bastante.
2. Quítale el pañal, de modo que quede el ano al descubierto.

3. Toma el enema y retira el tapón.

4. Presiona ligeramente el reservorio de modo que salga un poco de glicerina y se escurra por la cánula, y así se lubrique antes de introducirla.

5. Puedes echar un par de gotas de glicerina sobre el ano del bebé para lubricar también la entrada.

6. Introduce suavemente la cánula en el ano, hasta uno o dos centímetros.

7. Una vez dentro, presiona el reservorio para que se vacíe su contenido en el interior del bebé. Saca la cánula sin dejar de presionarlo y afloja la presión del reservorio. No aflojes esa presión con la cánula dentro porque reabsorbería la glicerina y puede hacer daño en la mucosa. Al hacerlo fuera, se llenará de aire el reservorio.

8. Una vez relleno el reservorio de aire, reintroduce la cánula en su ano, uno o dos centímetros, y realiza suaves movimientos circulares con la sonda para ir relajando poco a poco el ano.

9. Puedes seguir haciendo este movimiento lentamente hasta que el bebé empiece a expulsar heces y gases. También puedes ayudarle masajeando su barriga sin extraer la cánula para favorecer el movimiento intestinal. Detente y repite varias veces la maniobra hasta que veas que la expulsión de heces y gases ha logrado que cese el llanto y su barriga esté claramente relajada.

10. Una vez desaparece el llanto y la barriga está relajada, ofrécele alimento inmediatamente. Muchas de estas crisis de dolor han impedido que el bebé se alimentara y, en cuanto se alivie, tendrá necesidad de comer. Además, si el ano está relajado y come, aparecerá el reflejo gastrocólico y, al mover el intestino, aumentará la expulsión de heces y gases. Es muy normal que, si ha estado un buen rato con la molestia, tras vaciar la presión y comer, el bebé por fin se quede relajado.

¿Cuándo usar el microenema de glicerina?

Lo que nos dice si necesita o no el enema es el llanto, con independencia de si el niño ha hecho caca hace dos horas. Si tiene una crisis de llanto inconsolable con la barriga hinchada y dura, ponle el microenema. Está del todo justificado. Del mismo modo, si pasan los días sin que haga una deposición, pero no hay crisis de llanto inconsolable, no tiene sentido aplicárselo. Recuerda que hay pseudoestreñimiento por absorción completa en el que no es necesario hacer nada, porque simplemente no hay caca que expulsar. Por eso puede pasar días y días sin expulsar heces y sin dolor.

Las dudas más frecuentes sobre el uso del microenema

Solo te recomiendo poner el microenema cuando haya una crisis de llanto inconsolable en que la presión de la barriga es tal que el bebé no puede soportar el dolor. No tiene sentido usarlo cada vez que dé un par de pujos o se queje un poco, porque manipular demasiado la zona puede dañarla. Pero cuando hay una crisis de llanto inconsolable por exceso de presión en la tripa, el episodio puede durar varias horas y el niño lo pasa muy mal. En cambio, si usas el microenema, la presión bajará y el dolor desaparecerá en un par de minutos.

Si te preocupa que tu hijo se acostumbre a hacer caca solo cuando le estimulas, recuerda que un bebé tiene un cerebro muy básico. Hace aquello que le proporciona placer o lo que le libra del dolor. Antes o después todos aprenden a controlar el ano. Lo hacen porque en una de esas crisis de llanto prolongadas de repente el ano se relaja, sale todo y el dolor desaparece. Cuando un dolor intenso cesa, su cerebro repasa todas sus capacidades y si detecta que ha hecho algo relacionado con el final del dolor, establece una conexión. Así, la próxima vez que sufre un dolor parecido intenta repetir esa acción. Hay crisis que acaban por agotamiento, sin haber cedido el dolor, tras horas de llanto, o cuando simplemente consigue redistribuir la presión, repartiéndola en más extensión de intestino. De eso no aprende. Sin embargo, cuando en una de esas crisis usas el microenema y el dolor cesa de repente, su cerebro busca y se da cuenta de que ha habido una relajación del ano justo antes de la mejora. Cuando lo detecta, forma una reacción refleja: dolor de barriga-relajación del ano. Ha aprendido. Ya no necesitará más ayuda con los enemas, porque en cuanto haya dolor de barriga, el ano se relajará de forma automática.

Pierde el miedo a usar el microenema si tu hijo tiene una crisis de llanto inconsolable

Es esencial comprender estas dos ideas. Pierde el miedo a usar el microenema. Si tu hijo llora desconsoladamente y tiene la barriga a punto de explotar, está suplicando que le ayudes a abrir la salida. No lo dudes. Al hacerlo, ni le haces daño ni le vuelves dependiente del enema. Al contrario, le libras de un dolor evidente y favoreces que aprenda antes a resolver el problema por sí mismo.

Esta técnica es clave para eliminar muchos llantos, especialmente en todas las situaciones que tienen en común una retención excesiva de gases o heces en la barriga, que es lo que la mayoría de las personas interpretan como cólicos del lactante.

Los casos puros de pseudoestreñimiento del lactante por falta de coordinación del ano pueden resolverse usando estos microenemas cuando sea necesario hasta que aprenda a manejar el cierre. Muchas familias acuden a los servicios de urgencias para que se lo hagan allí, pero es recomendable que aprendas a usarlo tú, para que puedas aplicarlo de forma inmediata cuando tu bebé lo necesite. Ten en cuenta que la mayoría, tras horas de llanto, cuando llegan al hospital ya no están llorando. En ese momento no es cuando debería usarse el microenema.

Cuando el niño está con la crisis de llanto, es precisamente porque el movimiento intestinal es muy fuerte, ya que intenta expulsar el exceso de presión, y si llega relajado al hospital es porque ese movimiento se ha agotado. Si se pone el microenema en ese momento, será muchísimo menos efectivo que si lo aplicamos en plena crisis.

También para que aprenda, tiene mucha más efectividad que la relajación del ano se relacione claramente con la desaparición del dolor cuando era más intenso. Si pones el microenema y baja la presión sin dolor en ese momento, la asociación es mucho menos clara. Por eso insisto. Pierde el miedo. Lee las veces que quieras este apartado para tener claro cómo hacerlo y úsalo solo cuando haga falta. Tu bebé te lo agradecerá.

La estimulación anal sin sonda rectal ni microenema

En muchas ocasiones, el bebé hace caca, y, al limpiarlo dando una pasada con la toallita por el ano, vuelve a evacuar. Eso se debe a que hay un reflejo que tiende a relajar el ano cuando lo tocas en un movimiento rápido, como el pase de la toallita al limpiarlo.

Hay bebés con este reflejo tan desarrollado que cuando tienen una crisis de llanto con la barriga muy llena, basta con levantarles las piernas, doblarlas sobre su barriga, separar las nalgas y pasar una toallita, y el ano se relaja expulsando en abundancia. Desaparece así la crisis de llanto.

Merece la pena probar esta técnica antes de introducir el microenema. Pero conviene tenerlo disponible, porque si esto no funciona y no para de llorar, el uso del enema está plenamente justificado.

Muchos casos de cólicos del lactante presentan el abdomen dilatado con un exceso de gases y heces que producen crisis de dolor. Mejoran cuando baja la presión.

Lo que impide vaciar la tripa es un esfínter anal cerrado. Desde siempre la solución ha sido tan evidente que se ha usado casi todo para abrirlo y que ceda el dolor.

Hoy en día la mejor opción son los microenemas de glicerina. Pero no se usan de forma adecuada:

- Hay quien lo usa demasiado, en cuanto el bebé hace pujos, aunque no muestre dolor.

- Y quien no lo aplica a pesar de que llore durante horas.

La medida exacta es usarlo cuando haya crisis de llanto inconsolable con la barriga hinchada. No depende de los días que lleve sin hacer caca.

Haya hecho o no, aplícalo solo cuando haya crisis de llanto inconsolable con la barriga hinchada.

El bebé no se hace dependiente del enema, sino que aprende.

No le estás haciendo daño, le haces un favor.

34

Detectar y manejar
las alergias e intolerancias

Las alergias

Recordemos que la alergia es una reacción errónea del sistema defensivo contra algo que interpreta como perjudicial sin serlo. El sistema defensivo debe reaccionar contra todo lo que ataque al cuerpo para protegerlo, pero a veces comete errores y ataca sustancias que simplemente estaban presentes en el momento y lugar inadecuado. Cuando lo hace contra un alimento, hablamos de «alergias alimentarias». El alimento pasa por allí cuando había un daño con el que no tenía que ver, y el sistema defensivo lo ha catalogado como «sospechoso».

La reacción se produce cuando se detecta el alérgeno, independientemente de la cantidad. Su intensidad depende más del nivel de respuesta del sistema defensivo que de la cantidad de alérgeno detectada. Al activarse el sistema inmune, produce una reacción inflamatoria en el tejido en el que localiza al alérgeno. Aunque lo hace para eliminarlo, genera un daño en el tejido y a veces en todo el organismo. Y este daño en respuesta a algo que en sí mismo no era perjudicial, como un alimento, es un problema para la salud.

La sensibilización alérgica

Cuando buscamos marcadores que nos indiquen que alguien es alérgico a algo, lo más usado son las inmunoglobulinas E contra un alérgeno (también llamadas IgE o anticuerpos E), que podemos detectar en una analítica de sangre. Hablamos de sensibilización alérgica si estos anticuerpos están presentes. Sin embargo, hay personas que tienen estos anticuerpos y no reaccionan cuando contactan con el alérgeno (sensibilizado, pero no alérgico), y otros en los que hay reacción alérgica a pesar de no tener inmunoglobulinas E contra el alérgeno detectables en sangre (alergias no mediadas por IgE).

La analítica de sangre busca IgE contra alérgenos concretos:

- Si hay IgE positivos al alérgeno es sensible a él, pero:
  - Puede generar reacción cuando hay contacto con la sustancia alergénica. Decimos entonces que hay alergia.
  - En algunos casos no hay reacción a pesar de que se produzca contacto. Está sensibilizado, pero no tiene alergia.
  - La intensidad de la reacción no siempre se relaciona con el nivel de IgE. Hay personas que hacen reacciones muy intensas con IgE bajas y personas con IgE altas que no reaccionan.
- También puede haber reacción a pesar de no tener IgE.

En resumen, la analítica de sangre en busca de IgE no aporta una respuesta fiable para diagnosticar la alergia, ni permite decidir si es mejor mantener el alimento en la dieta o eliminarlo.

La prueba de Prick

La prueba de Prick consiste en exponer el alérgeno que sospechamos que causa reacción en una zona limitada de la piel que previamente dañamos con un arañazo. Si el sistema defensivo reacciona a este contacto, decimos que el Prick es positivo y hay alergia. Por tanto, sería más efectivo para diagnosticar alergias que buscar IgE en sangre. Pero también tiene sus pegas:

- Puede ser peligrosa. Se realiza siempre bajo control médico porque tiene riesgo de generar una reacción alérgica intensa. En casos muy excepcionales, se han llegado a producir shocks anafilácticos e incluso la muerte pese a limitar la reacción. Por todo ello, su riesgo es mayor que la prueba de tolerancia oral.
- Puede incrementar la intensidad de la alergia cada vez que hacemos una prueba de Prick. El sistema defensivo responde aumentando y disminuyendo su reactividad al alérgeno cada vez que tiene un contacto con él, dependiendo de si hay o no un daño asociado al contacto. Como en la prueba de Prick causamos daño (leve pero daño) en la piel antes de aplicar el alérgeno, el sistema defensivo puede responder incrementando la reacción cada vez que se realiza la prueba de Prick.
- En las alergias alimentarias no es fiable. Hay casos en los que una reacción en la piel no implica que se produzca reacción al tomar el alimento, ya que el sistema defensivo, especialmente durante los primeros años de vida, tiende a la tolerancia en contactos orales y a la reacción en contactos a través de la piel. Así que un Prick positivo no significa que podamos esperar una reacción similar al tomar el alimento.

En resumen, la prueba de Prick, muy usada, tiene riesgos importantes y no nos da una idea clara de si es mejor retirar el alimento o mantenerlo en la dieta.

La intolerancia

Es cuando un alimento no puede ser digerido y absorbido por el intestino de una persona. No hay respuesta del sistema defensivo ante el alimento. Simplemente no puede ser fragmentado hasta el punto de ser asimilado en el organismo. Los síntomas aparecen:

- Por carencia de los nutrientes que no puede absorber.
- O porque estos alimentos no digeridos son usados por la flora intestinal, alterándola. Esta alteración de la flora puede generar:
  – Un aumento de la producción de gases.
  – Un sobrecrecimiento de algunos gérmenes hasta el punto de volverse agresivos contra la mucosa del intestino y dañarla.
  – Un cambio de las características de las heces (diarrea, estreñimiento, cacas ácidas...).

Hay pruebas de laboratorio que pueden diagnosticar de forma «objetiva» si hay intolerancia a ciertos alimentos como la lactosa. Pero, como en otras pruebas, una cifra del test de intolerancia a la lactosa no nos dice cómo afecta al bebé en su calidad de vida la retirada del alimento.

Estrategias una vez confirmadas las alergias o las intolerancias

Cuando detectamos una sensibilización, alergia o intolerancia se pueden tomar dos decisiones:

- Recomendar que se elimine el alimento de la dieta. Es lo que se ha prescrito tradicionalmente. El problema es que limitar la dieta tiene efectos negativos sobre la nutrición y la calidad de vida de los implicados. Esto se justifica si cuando exponemos al alérgeno el empeoramiento de la calidad de vida supera claramente al esfuerzo de quitarlo de la dieta. Pero cuando los síntomas que produce la exposición son muy leves, resulta mucho más discutible.
- Mantener al alimento en la dieta. Cuando a pesar de tener IgE (sensibilización) o pruebas positivas de alergia o intolerancia contra un alimento, no aparece una reacción al tomarlo que afecte de forma significativa a la calidad de vida del niño, puede decidirse mantener el alimento en la dieta. Si lo retiramos, empeorará su calidad de vida y la de su familia, y al mantenerlo favorecemos la tolerancia haciendo que desaparezca la alergia. En los primeros tres o cuatro años de vida, se suele generar tolerancia cuando se contacta por vía oral. De hecho, el ochenta por ciento de las alergias alimentarias desaparecen sin hacer nada antes de esa edad. Pero a partir de ese momento cada vez resulta más difícil que una alergia desaparezca.

Los conceptos clave en las alergias e intolerancias alimentarias son:

- La alergia es un error del sistema defensivo, que reacciona cuando contacta con un alimento.
- La intolerancia es la incapacidad para digerir un alimento.
- La sensibilización alérgica detecta la presencia de anticuerpos IgE contra un alimento en analíticas de sangre. Hay alergias sin IgE, e IgE sin alergia.
- La prueba de Prick detecta la reacción del sistema defensivo cuando aplicamos el alérgeno en un arañazo sobre la piel. Implica que hay alergia, pero no tiene por qué aparecer cuando el bebé toma el alimento por boca.

Estrategias cuando se detecta una alergia alimentaria:

- Si el contacto empeora claramente la calidad de vida, conviene evitarlo.

- Si el contacto con el alimento no afecta de forma significativa, es mejor mantenerlo en la dieta porque mejora la tolerancia.

Las preguntas importantes

En las alergias e intolerancias alimentarias, hay dos preguntas que debemos responder:

- ¿Cuál es el alimento causante?
- ¿Es mejor eliminar el alimento de la dieta o mantenerlo en ella?

La prueba de la retirada y reintroducción

La prueba más potente que puede respondernos ambas preguntas es la de retirada y reintroducción, que consiste en:

- Eliminar el alimento sospechoso de la dieta del bebé durante dos o cuatro semanas. Dependiendo del alimento y de la intensidad de la reacción, su efecto puede tardar más o menos en desaparecer. Se valora entonces si, al retirar el alimento, el bebé ha mejorado claramente de los síntomas.
- Una vez transcurrido el periodo de eliminación, se vuelve a introducir el alimento en la dieta:
  – Esta introducción debe hacerse bajo supervisión médica si los síntomas han sido graves. Si al tomar el alimento, el bebé tuvo una crisis de vómitos intensos, con erupción generalizada o dificultad respiratoria, debe hacerse en un hospital con los medios necesarios para actuar si hay una reacción intensa.

- Si los síntomas eran molestos pero no peligrosos (como ocurre en los cólicos del lactante), esta exposición podría hacerse en casa.
- Resultados:
  - Si al retirar el alimento de la dieta hay una clara mejora del bebé (más evidente cuantos más días pase sin tomar el alimento), ya nos indica que es muy probable que este sea el causante.
  - Si al introducir de nuevo el alimento, los síntomas son claros (y empeora de forma significativa la calidad de vida del bebé), nos confirma que el alimento es la causa y que sus síntomas justifican la retirada del alimento de la dieta.
  - Cuando mejora de forma poco clara retirando el alimento y no vemos tampoco un empeoramiento al reintroducirlo, no es el causante del malestar y podemos mantenerlo en la alimentación.

Una falta de mejora al retirar el alimento no siempre descarta que le siente mal

Cuando no ha habido mejora, podemos interpretar que el alimento no tiene nada que ver con el malestar del niño. Pero esto puede ser un error si la alergia o la intolerancia es solo uno de los problemas que sufre y el resto no se está tratando.

Por ejemplo, si un bebé tiene alergia a las proteínas de la leche de vaca y reflujo ácido, y solo retiramos los lácteos pero no tratamos el reflujo, tal vez no veremos mejora al quitar la leche, porque el reflujo sigue actuando. Pero eso no significa que no haya alergia a las proteínas de la leche de vaca.

Por eso, el resultado más evidente es aquel en el que mejora claramente al retirar el alimento y empeora de forma indiscutible al reintroducirlo. En este caso, el alimento es la causa del problema y la retirada de la dieta está justificada, ya que mejora la calidad de vida de forma significativa.

Sin embargo, si la retirada no produce una mejora clara, debemos buscar otras causas que pueden solaparse y tratarlas antes de reintroducir de nuevo el alimento. Si mejora al tratar otras causas, confirmaremos que el alimento era parte del problema si observamos que, ya con el niño sin molestias, empeora al reintroducir el alimento en su dieta.

El problema en la mayoría de las alergias o intolerancias es que, para hacer cualquier prueba que las confirme, necesitamos primero definir a un sospechoso. Tanto si hacemos pruebas de laboratorio como si retiramos y reintroducimos alimentos, el primer paso es plantear con qué alimento lo haremos.

Ante un alimento sospechoso de provocar alergia, debemos responder a dos preguntas:

- ¿Cuál es el alimento causante?
- ¿Es mejor eliminarlo de la dieta o mantenerlo en ella?

La prueba que mejor responde a estas preguntas es la retirada y reintroducción del alimento sospechoso.

La búsqueda de sospechosos empieza sabiendo a qué alimentos está expuesto el bebé. Así que la primera pregunta sería: ¿Toma lactancia materna, artificial o mixta?

Identificar al culpable de una alergia o intolerancia si el bebé toma leche artificial

Empecemos con la leche artificial (fórmula infantil) porque es la opción más fácil de diagnosticar. En este caso, hay dos posibles causantes: la lactosa o las proteínas.

Cuando un bebé toma una fórmula infantil y presenta molestias, debemos valorar si tiene:

- Intolerancia a la lactosa.
- Alergia a las proteínas de la leche de vaca.

Si tiene molestias que parecen provocadas por una alergia o intolerancia a la leche que toma, debes cambiarla por una leche hidrolizada sin lactosa. Hay muchos tipos de fórmulas infantiles. No lo intentes con fórmulas hipoalergénicas, digestivas o anticólico. Cambia directamente a una hidrolizada sin lactosa. Son fórmulas infantiles en las que las proteínas de la leche de vaca han sido fraccionadas tanto que no son reconocibles por el sistema defensivo y en las que la lactosa se ha dividido para que no necesite ser digerida por el intestino del bebé.

Si las molestias son causadas por la leche, veremos que en pocos días mejora claramente (ya tenga alergia, intolerancia a las proteínas de la leche de vaca o a la lactosa). A veces la mejora no es completa porque hay más problemas solapados. Pero si vemos que se ha producido una evolución positiva, respalda la idea de que alguno de los componentes de la leche es parte del cólico que sufre tu hijo. Para saber cuál es la leche adecuada para él y la causa del problema:

- Una vez que el bebé ha mejorado de forma estable tras tomar la leche hidrolizada sin lactosa durante dos semanas, podremos identificar si es debido a las proteínas de la leche o a la lactosa al cambiar a una fórmula infantil sin lactosa. Esta no es hidrolizada y sus proteínas son similares a las de cualquier leche de inicio, pero sigue teniendo la lactosa digerida (no precisa que el intestino del bebé la rompa).
- Si al hacer el cambio, el bebé vuelve a presentar los síntomas que tenía antes, indica que tiene una alergia o in-

tolerancia a las proteínas de la leche de vaca. Este empeoramiento suele ser bastante rápido, a veces en cuestión de minutos, y casi siempre antes de veinticuatro horas. En caso de que empeore, el bebé debe seguir tomando leche hidrolizada y su evolución debe seguirla un pediatra. En España, estas leches especiales son bastante caras, pero están subvencionadas por la Seguridad Social a partir del informe del médico y tras ser visadas por la Inspección de Salud.

- Si no ha empeorado al pasar de la leche hidrolizada sin lactosa a la leche sin lactosa tras una semana, prueba a darle ahora la fórmula infantil de inicio que tomaba al principio. Si en pocas horas o días aparecen de nuevo las molestias de barriga de forma evidente, el bebé tiene intolerancia a la lactosa. Al igual que en el caso anterior, estas fórmulas son más caras que las normales, pero están subvencionadas por la Seguridad Social y los pediatras pueden prescribirlas y hacer el seguimiento posterior del niño.

- Queda una última posibilidad. ¿Cómo interpretar si el bebé ha mejorado al cambiar la leche de inicio por la hidrolizada sin lactosa, pero no empeora cuando probamos con leche sin lactosa, ni tampoco al volver a la leche de inicio normal? Como veremos en el apartado de estrategias completas, en la mayoría de los bebés con cólicos no solemos aplicar una única medida, sino varias y simultáneamente. Buscamos que la mejora sea lo más rápida posible y desentrañar la madeja aprovechando que, al estar muchos problemas interrelacionados, sea más efectivo tratar todo lo que se sospecha a la vez. Si el niño mejoró al suprimir la leche de inicio normal, pero no empeoró al volver a tomarla, es que en realidad esta leche no le sentaba mal y puede seguir tomándola sin problema.

Finalmente, si al cambiar a la leche hidrolizada sin lactosa no empezamos a ver una mejora en menos de cinco o siete días (y sigue con molestias significativas más allá de dos semanas), es una señal clara de que hay otras causas implicadas.

No significa que la leche le siente bien, sino que no basta con cambiarla porque hay otras causas que por sí mismas son capaces de mantener las molestias. Mi consejo es que, antes de volver a reintroducir la leche de inicio normal, vuelvas a valorar si hay otras causas de las descritas en este libro y apliques las soluciones correspondientes.

¿Qué debes hacer si sospechas que un bebé que toma leche artificial tiene una alergia o intolerancia?

- Cambia la leche por una hidrolizada y sin lactosa.

- Si hay una clara mejora tras dos o cuatro semanas, nos indica que puede tener un problema con la lactosa o las proteínas de la leche de vaca.

- Si no mejora, antes de reintroducir su leche normal, debemos investigar si existe otro problema añadido. Hay que tratarlos todos mientras mantenemos la leche hidrolizada sin lactosa.

Para saber cuál es el problema, si el bebé ha mejorado al cambiar a leche hidrolizada sin lactosa, cuando ya lleve dos semanas bien, conviene pasar a una leche sin lactosa (pero no hidrolizada) y observar las siguientes situaciones:

- Si empeora, el bebé tiene alergia a las proteínas de la leche de vaca y debe seguir tomando leche hidrolizada.

- Si no empeora, cambiaremos la leche sin lactosa por una de inicio normal. Si al tomarla, empeora, es que tiene intolerancia a la lactosa y debe seguir tomando leche sin lactosa. Pero, si no hay cambios, puede seguir con la leche de inicio normal. No padece alergia ni intolerancia a ninguno de los componentes de la leche.

Las alergias o intolerancias alimentarias cuando toma lactancia materna

Con la leche materna, la cosa se complica porque nunca se ha detectado que un bebé tenga alergia a las proteínas de la leche materna. Además, al contener lactasa (que rompe la lactosa), la intolerancia a la lactosa si toma leche materna raramente se manifiesta. Si un bebé no produce esta enzima, como la lactosa se digiere con la lactasa materna, no hay problema. Al menos eso dice la teoría.

La intolerancia a la lactosa si toma el pecho

Se han detectado algunos casos de intolerancia a la lactosa que producen síntomas cuando el bebé toma leche materna. Recuerda por qué y cómo evitarlos: la lactasa es una proteína, y la lactosa, un azúcar. Cuando un bebé hace una toma de pecho, lo primero que extrae es agua rica en lactosa, porque se disuelve con más facilidad. Al final se extrae una leche mucho más densa y rica en proteínas y grasa. A lo largo de toda la tetada están los tres componentes (azúcares, proteínas y grasa). Pero al principio hay muchos más azúcares (como la lactosa), y al final muchas más proteínas (entre ellas, la lactasa).

Si interrumpimos las tomas antes de que el bebé vacíe el pecho lo suficiente y lo hacemos sistemáticamente, tomará más cantidad de lactosa y menos de lactasa. Si ese bebé no produce en su intestino una cantidad suficiente de lactasa, aparecerán los síntomas de intolerancia a la lactosa: gases, ardores y diarrea ácida.

Sin embargo, la solución es muy simple:

- Deja que el bebé siga tomando un solo pecho hasta que sea él quien termine la toma.

- No apliques normas sin base como limitar la duración de la tetada a diez o quince minutos.

Pese a que la leche materna contiene lactasa (la enzima que debe romper la lactosa), pueden aparecer signos de intolerancia a la lactosa al tomar pecho. Pero esa situación no suele prolongarse mucho tiempo.

Para que eso ocurra deben darse dos condiciones:

- Que el bebé no produzca lactasa en su intestino.

- Que interrumpa las tomas sin acabar de vaciar el pecho, de forma que obtiene leche rica en lactosa y pobre en lactasa.

La solución es sencilla: deja que el niño tome el pecho hasta que se sacie, sin limitar la duración de la toma.

La alergia a los alimentos de la dieta materna

La otra fuente de molestias causadas por la leche materna es que el bebé sea alérgico a algún alimento ingerido por la madre. Cuando la madre come, para absorber las proteínas debe romperlas dividiéndose en aminoácidos independientes y con un origen químicamente indistinguible (ya sea de la proteína del pollo, de la leche, de las lentejas o del huevo). Pues bien: esto no puede producir alergia.

Sin embargo, nuestro intestino es permeable y permite que pasen a la sangre pequeñas porciones de proteínas sin digerir que tienen una estructura concreta según su origen y son reconocibles por el sistema defensivo. Algunas de estas proteínas son capaces de pasar a la leche materna y llegar así al intestino del bebé, de forma que en la leche materna hay pequeñas cantidades de muchas de las proteínas que la madre consume en su dieta. En potencia, cualquiera de esas proteínas puede ser identificada erróneamente por el sistema defensivo del bebé como agresiva, si un día la encuentra en un tejido dañado de su cuerpo. Simplemente pasaba por ahí en el momento inadecuado.

La lactancia materna favorece la tolerancia...

En los primeros años de vida, el cuerpo tiende a generar tolerancia frente a todo lo que entre por la boca, especialmente cuando no hay infecciones en el intestino. Y dado que la leche materna contiene anticuerpos contra todos los gérmenes catalogados por el sistema defensivo de la madre, esto reduce la frecuencia de agresiones que afectan al intestino del bebé, de modo que resulta más difícil que haya un daño intestinal en que el bebé pueda tomar por causante a otro componente de la leche materna.

Además, la leche materna contiene prebióticos y probióticos que favorecen que el bebé tenga una flora intestinal que le protege también de las infecciones y estabiliza su sistema defensivo. Por ambos motivos, la lactancia materna reduce la posibilidad de desarrollar alergias alimentarias.

... pero también puede actuar como entrada a los alérgenos

A veces algún virus no catalogado por la madre puede generar una agresión, y si ese día en la leche materna llega un resto de proteína de alimento tomado por la madre, el sistema defensivo puede equivocarse y atribuir el daño a esa proteína, y generar anticuerpos para atacarla allá donde la encuentre.

Cuando estudié Pediatría me decían que en la leche materna no puede haber proteínas de la dieta materna que generen una reacción en el bebé. Pero está claro que sí es posible. Muchísimos niños con molestias digestivas evidentes mejoran cuando se retira de la dieta un alimento que luego comprobamos que le da alergia cuando lo toma directamente.

Averigua el alimento causante

El problema es que no todos los alimentos pasan este filtro con igual facilidad. Por ejemplo, el gluten tomado por la madre es muy raro que genere este problema, mientras que la leche de vaca es el alimento que más a menudo produce alergia al bebé a través de la leche materna. Es muy posible que sea así precisamente porque son proteínas vehiculizadas por productos muy similares.

Por orden, los alimentos que con más frecuencia provocan alergia al pasar de la dieta materna al pecho son la leche de vaca y el huevo. A gran distancia estarían el pescado, el marisco, los frutos secos, las legumbres, alguna fruta y alguna verdura.

Recuerda las dos preguntas clave cuando hablamos de alergias alimentarias en el bebé:

- ¿Cuál es el alérgeno?
- ¿Debo retirarlo de la dieta? En este supuesto, hablamos de retirarlo de la dieta materna.

La mejora tarda más en verse con la lactancia materna

En el caso de alérgenos que pasan a través de la madre, hay un factor adicional. Cuando un bebé que toma biberón es alérgico a las proteínas de la leche de vaca y cambiamos esa leche por una hidrolizada, la mejora es progresiva desde el momento en que hacemos el cambio. Normalmente, al cabo de una semana, los efectos perjudiciales de la proteína de la leche de vaca han desaparecido.

Cuando el problema es un alimento que pasa a través del pecho, si lo retiramos de la dieta materna, la leche seguirá conteniendo restos del alimento hasta que la madre limpie esas proteínas de su organismo, así que la mejora puede demorarse más días. En el caso de la alergia a la leche de vaca, puede necesitar dos semanas o más para revertir completamente los síntomas.

En la leche materna es más complicado averiguar el alérgeno que en la leche artificial porque potencialmente puede ser cualquier alimento de la dieta de la madre. Para orientarnos sobre el causante, hay que preguntarse si los síntomas son constantes o el niño alterna días buenos y otros muy malos. Cuando los síntomas son constantes, el causante debe ser un alimento que está en la dieta materna de forma muy habitual. El primer sospechoso, con diferencia, es la leche de vaca.

Por el contrario, si hay días muy malos y días buenos, debes anotar todo lo que come la madre en los días malos. Una alergia es bastante rápida al dar síntomas, de forma que casi siempre genera molestias en el niño horas después de que la madre haya tomado el alimento. Si el niño tiene varios días muy malos en un par de semanas, y coincide que todos esos días la madre tomó huevo, nos lo está marcando como sospechoso. Si, además, en los días buenos no ha tomado huevo, nos lo orienta de forma más clara.

La confirmación definitiva

Una vez tenemos un sospechoso, se realizan la analítica y la prueba de Prick, pero lo que realmente nos dirá si el alimento es la causa de las molestias que queremos eliminar (y si merece la pena retirarlo de la dieta de la madre) es la prueba de retirada y reintroducción del alimento. Esta consiste en eliminar, durante dos semanas, el alimento sospechoso de la dieta de la madre.

Aquí conviene aclarar que las trazas son inevitables, y no hay que preocuparse por ellas. Pongamos un ejemplo: sospechamos que hay una alergia a las proteínas de la leche de vaca. Si en una cacerola preparas bechamel y, meses más tarde, después de haber cocinado otras mil cosas con ella, preparas pasta, esa cacerola tiene trazas de leche. Si tu marido se toma un café con leche y te da un beso tres días más tarde, ese beso también tiene trazas de leche.

Sin embargo, en el noventa y nueve por ciento de los casos de alergia, las trazas no son capaces de generar una reacción significativa, así que no tiene sentido intentar eliminarlas. Debes centrarte en suprimir todos los alimentos que contengan el alérgeno como ingrediente. Con esto ya tienes trabajo de sobra, porque verás que ciertos alimentos (como la leche o la soja) son muy usados en casi cualquier producto alimenticio industrial. Sin duda, la mejor manera de evitar el alérgeno es comiendo productos cocinados por nosotros mismos.

Si retiramos el alimento sospechoso durante dos semanas y el niño mejora claramente de sus síntomas, es probable que este sea el culpable. Eso se confirma si, al reintroducir el sospechoso en la dieta materna, los síntomas reaparecen de forma evidente en menos de veinticuatro horas.

Volviendo al ejemplo más común, que es la leche de vaca: si el niño ha mejorado de forma clara, ¿cómo y cuándo reintroducimos el alimento?

- Si los síntomas causados en el bebé eran muy graves (dolor intenso, vómitos violentos, reacción alérgica, dificultad respiratoria...) y han desaparecido, asumimos un riesgo de empeoramiento serio al reintroducir el alimento. Si no lo hacemos y los síntomas siguen sin reaparecer, cuanto más tiempo pase, más evidente resulta que el alérgeno eliminado era el culpable, y no merece la pena asumir el riesgo de reintroducirlo rápidamente. Muchas veces, sin buscarlo hay errores al evitar el alérgeno: de repente, el niño presenta una recaída. Repasamos entonces todo lo que ha comido la madre en las veinticuatro horas previas, y descubrimos que se nos ha colado el alérgeno en algo que no teníamos identificado que lo llevaba. En ese caso, se confirma claramente que es la causa.

- Si, por el contrario, los síntomas generados por el alérgeno eran molestos, pero no graves, merece la pena hacer la prueba de tolerancia cuando el bebé lleva ya una semana sin síntomas. En el ejemplo de la leche, lo mejor es que ese día lo hagas desde primera hora de la mañana para observar su respuesta durante las horas del día y pruebes tomando todos los lácteos que te apetezcan. Queremos aclarar si de verdad merece la pena eliminar el alimento de tu dieta a largo plazo. Cuanto más evidente sea la reacción (si la hay), más seguros estaremos a la hora de tomar una decisión.

En caso de que al ingerir lácteos la madre, empeore la calidad de vida del bebé de forma evidente, lo indicado es eliminar la leche de la dieta materna al menos durante tres meses, y que sea seguida por su médico para definir la estrategia en los meses siguientes.

Por el contrario, si no hay un empeoramiento evidente, conviene que la madre mantenga una dieta lo más variada posible, en primer lugar porque el empeoramiento de su calidad de vida solo está justificado si genera una mejora en la del bebé. Y, además, porque al tomar una dieta variada y que esos componentes pasen a través del pecho favoreces la tolerancia del bebé.

Así, aunque le hubieras hecho una analítica a tu hijo y tuviera IgE contra las proteínas de la leche de vaca, si manteniendo la leche en la dieta materna y dando el pecho, el niño no presenta molestias significativas, lo mejor es que la madre ingiera leche, porque al hacerlo no perjudica al niño y los IgE acaban desapareciendo. Sin embargo, al eliminar la leche de la dieta, la alergia puede persistir con más facilidad.

Las proteínas de alimentos de la dieta materna pueden pasar a través de la lactancia y generar alergia en el bebé.

Los casos más habituales son las alergias a la leche de vaca y al huevo. Sin embargo, en teoría puede generarse con cualquier proteína.

Para valorar cuál puede ser el causante, la pregunta clave es si los síntomas son constantes o intermitentes:

- Si son constantes, debe ser un alimento que está en la dieta materna casi a diario. El ejemplo por excelencia es la leche de vaca.

- Si son intermitentes, debes anotar los alimentos que tomas los días en que hay más molestias.

Para confirmar que un sospechoso es el causante y decidir si es mejor mantenerlo en la dieta o eliminarlo, la prueba clave es retirar el alimento de la dieta materna y reintroducirlo, de modo que:

- Si mejora claramente con la retirada y empeora de forma evidente con la reintroducción, ese alimento es el causante y conviene eliminarlo de la dieta del bebé.

- Cuando no hay cambios significativos con la retirada y la reintroducción, es mejor mantener ese alimento en la dieta materna. Habrá que buscar otro sospechoso.

La inmunoterapia

Durante mucho tiempo, el trabajo de los alergólogos consistió en hacer de «notarios» de las alergias. Comprobaban que efectivamente sufrías una alergia, expedían un certificado que lo acreditaba, prescribían que había que evitar cierto alérgeno y qué medicamentos usar para revertir la reacción si se contactaba accidentalmente con él.

Hoy vamos un paso más allá. La mayoría de las personas no sufren alergias, y los que sí las sufren tienen tendencia familiar a ello y suelen agrupar varias alergias diferentes. En la base del problema hay una mala regulación del sistema defensivo, que favorece que se produzcan errores en cadena, encadenando alergias: dermatitis atópica, alergias alimentarias, asma, enfermedades autoinmunes... son pasos de lo que llamamos «marcha atópica».

Cuando detectamos una alergia alimentaria, además de dar respuesta a cuál es el alérgeno y si está justificado eliminarlo de la dieta, debemos implementar una estrategia para:

- Buscar la tolerancia de forma activa en el menor tiempo posible. La importancia de no dejar pasar el tiempo sin hacer nada es mayor cuanto más intensa es la reacción. En los primeros años de vida, las alergias tienden a la tolerancia, mientras que, a partir de los cuatro o cinco años, buscan la permanencia. Una alergia alimentaria grave es una espada de Damocles que pende sobre la supervivencia del alérgico. Cuando el niño es pequeño, resulta relativamente fácil evitar el alérgeno, ya que está constantemente supervisado por sus cuidadores, que evitan la exposición. Pero conforme crece, es cada vez más difícil. El niño sale progresivamente del control de sus cuidadores habituales, y la exposición accidental es más y más probable. Por eso es clave hacer todo lo posible para eliminar la alergia en la etapa inicial en la que el riesgo de exposición accidental aún es manejable, y la tendencia de su sistema defensivo a la tolerancia juega a nuestro favor.
- Normalizar el funcionamiento del sistema defensivo para evitar la aparición de nuevas alergias. De nuevo, cuanto más inmaduro es un sistema inmunológico, más fácil es de reajustar. Si esperamos y no hacemos nada, estamos perdiendo un tiempo precioso. No es cuestión de explicar aquí cada estrategia que tenemos para alcanzar este objetivo. Pero estamos en el siglo XXI y podemos hacer cosas para lograrlo.

En la actualidad, cuando diagnosticamos una alergia alimentaria, no dejamos su evolución al azar:

- Buscamos activamente la tolerancia mediante una estrategia llamada «inmunoterapia».

- Con ello aprovechamos la tendencia de los bebés a la tolerancia en los primeros meses de vida.

- El objetivo es eliminar cuanto antes el riesgo de una exposición accidental, que es más difícil de evitar conforme crece.

35

Los medicamentos en los cólicos: qué funciona y qué no

Durante muchísimo tiempo se ha intentado, sin éxito, encontrar un medicamento que elimine o al menos alivie los cólicos del lactante. Y está claro que jamás se logrará porque, al ser un llanto producido por causas tan dispares, es imposible que nada lo elimine (más allá de un fármaco destinado simplemente a dejar grogui al niño para que no llore).

La fórmula de Marfan

¡Ojo, que se ha hecho! Existe una cosa llamada «fórmula de Marfan», conocida por otros muchos nombres con ligeras modificaciones, que básicamente contiene fenobarbital y extracto de belladona. El fenobarbital es un barbitúrico y la belladona es el extracto de una planta que reduce los espasmos del intestino y también tiene un efecto relajante general. Se potencian entre ellos y básicamente consiguen drogar al niño para que no llore.

- Si tiene alergia a la leche y hay inflamación intestinal, no pasa nada. Ya no llora aunque su tubo digestivo esté inflamado.
- Si sufre reflujo y el ácido del estómago está quemando su esófago, tampoco llora. Es cuestión de subir la dosis y, aunque llegue a sangrar su esófago a causa de la quemadura, no llorará.
- Si tiene que tomarlo varios meses hasta que las causas de los cólicos se resuelvan solas, no hay problema porque el niño «ya no sufre». Drogado como está, el desarrollo neurológico será nulo, pero no llorará.

Semejante planteamiento, cuando existe la posibilidad de diagnosticar y tratar las causas del llanto, es claramente una mala práctica médica.

Los medicamentos naturales y los artificiales

Hoy en día, el conocimiento tiende a la simplificación ideológica. Mucha gente pretende, en una época en la que la ciencia no para de avanzar, tener dos ideas simples y sobre ellas tomar decisiones sin matices. Así, hay personas que defienden como la panacea tratamientos «naturales» frente a una «pérfida mafia farmacéutica», y quien ataca cualquier terapia no farmacéutica como «terapia sin evidencia científica».

Pero hay que recordar que toda sustancia usada para curar proviene de la naturaleza. Por tanto, no hay una diferencia real entre los medicamentos naturales y los artificiales. Todos se procesan y se administran al enfermo de una forma diferente a la que se encuentra originariamente. Así que todos son naturales en su origen y artificiales en su preparación.

Cada uno de esos recursos se procesa de una manera concreta para extraer su máxima efectividad y reducir los efectos secundarios indeseados que todo remedio tiene. Por tanto, más que hablar de «remedios naturales» o «artificiales», es más conveniente hablar de «remedios que funcionan» y «remedios que no».

Los remedios que curan frente a los que alivian

Hasta hace poco, la mayoría de los medicamentos o infusiones que se prescribían para los cólicos del lactante eran para aliviar los síntomas. Pero si no se definían las causas, era ilusorio pretender curarlos. No puedes curar algo que no entiendes.

Como hemos visto en este libro, en la actualidad sí podemos definir problemas concretos y herramientas para curar los cólicos. La mayoría de ellos son anomalías en la adaptación inicial del bebé al entorno. La capacidad del bebé para corregir por sí solo estas desviaciones en pocos meses es la razón por la que la mayoría mejoran antes de los cuatro meses. Pero ese periodo era suficientemente prolongado para que, cuando no sabíamos cómo eliminar los cólicos, tuviera sentido ofrecer cosas que aliviasen sus molestias.

En la parte final del libro te explicaré cómo abordar casos concretos de cólicos del lactante y aplicaremos muchas cosas a la vez, porque algunos remedios tienen sentido de forma coordinada y en casi todos los niños, y a eso habrá que añadir algunas medidas concretas en casos definidos. No tiene interés sumarle más medicamentos simplemente para aliviar un poco, cuando no tienen un efecto curativo.

Los remedios que alivian

Veamos ahora los remedios que alivian más usados y que yo no recomiendo casi nunca. Aquí no nombro los principios activos porque hay tanto remedios «naturales» como «fármacos» con estas funciones. Para mí, no hay diferencias.

Los laxantes

A veces se prescriben laxantes para bebés con cólicos del lactante. Sin embargo, como hemos visto, las heces duras solo aparecen en lactantes que toman leche artificial y, en estos casos, la mejor solución es una leche antiestreñimiento. Si el problema es que no hace caca, pero cuando sale no es dura, un laxante es inútil y solo producirá más retortijones.

Ya has visto las dos opciones cuando la caca es blanda.

- El bebé puede pasar días sin evacuar y aparece un dolor evidente. Es el pseudoestreñimiento por falta de relajación del ano. La solución es usar el microenema de glicerina en las crisis de llanto.
- El bebé puede pasar días o semanas sin hacer caca, pero no tiene dolor. Se trata del pseudoestreñimiento por absorción completa y no es necesario hacer nada, porque no hay molestias.

Los procinéticos

Son medicamentos que aumentan la movilidad del intestino. Como en el caso anterior, se usan cuando al bebé le cuesta evacuar. E igual que ocurre con los laxantes, pueden aumentar los retortijones, provocando dolor, pero si no hay caca (porque lo absorbe todo), no había molestias.

Cuando hay retención por falta de relajación del ano, un aumento de la movilidad del intestino provocará más presión sobre el intestino grueso, pero no abrirá el ano y, por tanto, el bebé empeorará. A veces hay una mejora por expulsión de gases. Pero claramente el microenema para abrir la puerta y que salga todo es una solución mucho mejor. Con menos molestias, es más rápido y efectivo.

Los disgregadores de gases

Hay algunas sustancias que deshacen las grandes burbujas de gas que a veces dilatan una zona concreta del intestino, y producen dolor. Esto favorece que ese gas se distribuya mejor, repartiendo la presión en un tramo mayor del intestino hasta que es expulsado. El resultado es menos presión y menos dolor.

Pueden usarse para la etapa transitoria en la que hacen efecto los tratamientos enfocados a las causas. Pero supone dar un medicamento más, que no está libre de efectos secundarios, para reducir levemente la presión cuando un microenema en la crisis de llanto es rápido y efectivo. Además, es mejor usar probióticos para disminuir la producción de gases. Estos fármacos son prescindibles.

Durante mucho tiempo ha ido creciendo la lista de fármacos que supuestamente acaban con el cólico del lactante.

Pero ni existe ni puede existir algo así porque, al ser tantas las causas posibles, no puede haber un único remedio para todo.

Hay mucha controversia entre los medicamentos naturales y los artificiales, pero todos son naturales en su origen y artificiales en su preparación. Lo importante es si funcionan o no.

Hay medicamentos que alivian y otros que curan. Los que curan tienen un efecto rápido, así que cada vez tiene menos sentido usar los que alivian:

- Una leche antiestreñimiento es mejor que un laxante.

- Un microenema de glicerina es mejor que los procinéticos.

- Los probióticos son mejores que los disgregadores de gases.

Los medicamentos que funcionan

Como hemos visto, los probióticos son más un suplemento nutricional que un medicamento. Por otro lado, las leches especiales son formas de alimentación diferentes. En realidad, el único fármaco que recomiendo para tratar los cólicos del lactante son los antiácidos. Se usan para resolver el reflujo ácido, que es una de las causas más comunes en bebés diagnosticados con cólico del lactante.

Al final, para tratar los cólicos del lactante solo usaremos:

• Cambios en las pautas de crianza.

• Cambios en la alimentación del bebé (leches especiales) o de la madre (eliminación de alérgenos).

• Probióticos para modificar la flora intestinal.

• Microenemas para aliviar la presión.

• Y un único medicamento en el caso concreto del reflujo ácido: los antiácidos.

36

El tratamiento con antiácidos en lactantes con reflujo ácido

Los antiácidos son medicamentos que reducen la producción de ácido en el estómago, cuya función es contribuir a la digestión rompiendo las proteínas. En las primeras semanas de vida, la acidez va subiendo hasta llegar a su nivel normal. Sin embargo, en ocasiones (a veces por predisposición genética, otras por una flora agresiva que irrita el estómago o un estrés que aumenta la acidez), el resultado es que llega a un nivel demasiado alto.

Este exceso de acidez puede dañar la propia mucosa del estómago, aunque esta es la zona mejor preparada del cuerpo para soportarla. Cuando esto ocurre, hablamos primero de gastritis o de una úlcera de estómago, si una zona concreta se ve muy dañada. Con todo, lo más habitual es que los síntomas aparezcan antes de llegar a ese punto y se produzcan porque el cierre superior del estómago en los bebés es poco efectivo y permite que su contenido suba hacia el esófago, la garganta, y a veces sea expulsado por la boca. Estas bocanadas son muy habituales en casi todos los niños, y no suelen suponer ningún problema. Pero cuando la acidez de estómago es muy alta, una bocanada que sube quema el esófago, la garganta y la lengua.

Aparecen entonces todos los síntomas del reflujo:

- La interrupción de las tomas del bebé, que se arquea hacia atrás con un llanto de dolor intenso que le impide reanudar la toma.
- El aumento del hipo, la tos con mucosidad en la garganta, las muecas de asco con dolor, las bocanadas con olor agrio, la lengua blanca, etcétera.
- Los despertares nocturnos con crisis de atragantamiento y ardores.

Lo importante es el dolor, que nos dirá si tiene sentido tratar o no con antiácidos:

- Si un niño tiene tales ardores que le impiden alimentarse en muchas tomas y le despiertan con frecuencia al generar dolor evidente, puede mejorar de forma muy significativa y en pocos días si toma el antiácido.
- Si simplemente echa bocanadas, huelen agrio, la lengua está blanca y tiene tos y moco, pero no hay dolor, no tiene sentido que tome medicación durante semanas o meses.

¿Qué antiácido y modo de presentación?

Uno de los problemas a la hora de dispensar un antiácido para bebés es que en España no existe en jarabe. Por eso deben prepararlo en la farmacia.

Los antiácidos más usados hasta ahora son la ranitidina (retirada), el omeprazol y el esomeprazol. De todos ellos, el más efectivo es el omeprazol. En cuanto a la preparación del jarabe, si bien se suele usar el omeprazol de 2 mg por mililitro, yo prefiero el de 5 mg por mililitro porque es difícil que un bebé de pocos meses se tome grandes cantidades de jarabe, y a mayor concentración reducimos mucho esa cantidad.

La evolución con el antiácido y la modificación de dosis

La dosis de omeprazol

Si bien un medicamento como el omeprazol debe ser siempre prescrito por un médico, hay detalles generales que conviene aclarar. Lo primero que debes saber es que el omeprazol no tiene efecto inmediato. Los niños con reflujo suelen mejorar sus síntomas a partir del segundo o tercer día de tratamiento, y conseguimos un efecto completo entre el quinto y el séptimo día. Por tanto, debes mantener el tratamiento al menos una semana para poder valorar hasta qué punto es efectivo.

Otra duda importante es la duración del tratamiento y si hay que modificar la dosis en algún momento. Aquí hay que tener en cuenta que usar el omeprazol está plenamente justificado para evitar el dolor del reflujo ácido, pero que, al reducir la acidez del estómago, estamos dificultando la absorción de metales. Por ejemplo, el hierro y el calcio se absorben mejor en un medio ácido.

Si usamos un antiácido durante mucho tiempo y ya no era necesario, podemos bajar la acidez por debajo de lo normal y dificultar la absorción de estos metales. El resultado sería una anemia y un raquitismo que pueden evitarse. Por eso no es conveniente prescribir un tratamiento con un antiácido y luego no hacer seguimiento durante meses.

Una vez que el bebé esté bien, debemos ir bajando la dosis hasta eliminarlo cuando ya no sea necesario. El objetivo es que esté con la dosis mínima para que la acidez no empeore su calidad de vida, pero tampoco impida la absorción de metales. Este equilibrio se logra cumpliendo el siguiente patrón:

- El pediatra pauta la dosis correspondiente según el peso del niño.
- Al cabo de dos semanas sin dolor, podemos empezar a bajar la dosis. Un ejemplo: si el bebé estaba tomando 1 ml, bajaremos 0,1 ml cada día. De modo que pasamos a 0,9 ml, al día siguiente pasaremos a 0,8 ml si sigue sin dolor, y así sucesivamente. Si llegamos a 0 ml y sigue sin molestias, el tratamiento está eliminado.
- Pero esto no es lo habitual. Lo habitual es que, al bajar poco a poco, en algún momento reaparezcan los síntomas. Si esto sucede, en el ejemplo anterior, al llegar a 0,6 ml volveríamos a 0,7 ml al día. Es decir, mantendríamos la dosis mínima con la que el niño no tenía síntomas, y durante dos semanas más.
- Al cabo de dos semanas, volveríamos a reducir 0,1 ml al día hasta comprobar la dosis mínima con la que el niño deja de presentar síntomas. Continuaríamos con este proceso hasta llegar finalmente a 0 sin molestias, completando así la pauta de eliminación.

En algunos casos esta pauta puede durar pocos días, en otros puede prolongarse durante meses. Pero estaremos dando una medicación que claramente mejora la calidad de vida del bebé, evita daños graves y a una dosis que mantiene una acidez ligeramente por debajo de la que genera daño, y, por tanto, más que suficiente para que no haya malabsorción de metales.

Hay casos en los que estamos manteniendo una dosis y, en menos de dos semanas (que es cuando intentaríamos bajarla), el bebé empeora. Esto sucede porque la dosis que está tomando era la justa para él y, como en esta edad crecen rápidamente, si ha subido de peso puede necesitar una cantidad mayor de omeprazol. En este caso, el pediatra te dirá cuál es la nueva dosis que necesita, al ajustarla a su peso.

Otros aspectos para tener en cuenta en los niños que toman antiácidos

La vitamina D y los antiácidos

En la actualidad, por protocolo, se recomienda que los bebés tomen un suplemento de vitamina D. Su objetivo es evitar el raquitismo por falta de exposición solar. El problema es que la vitamina D es grasa y a los niños con reflujo les puede incrementar claramente la producción de ácido gástrico.

Está justificado seguir con la vitamina D en situaciones en las que la exposición solar necesaria es imposible de alcanzar, aunque eso suponga tener que aumentar la dosis y la duración del tratamiento con antiácido. Pero si existe la posibilidad de que al bebé le dé el sol lo suficiente, lo indicado es suspender la vitamina D y exponerlo al sol lo máximo posible, sin que se queme y en las horas con menos intensidad.

Los antiácidos y los probióticos

Algunos bebés pueden presentar un exceso de acidez debido a su flora intestinal, ya que algunos gérmenes potencian esta acidez (como el *Helicobacter pylori*). Además, cuando reducimos la acidez del estómago, cambiamos las condiciones del resto del tubo digestivo, modificando la flora intestinal del bebé.

Ya hemos visto que, si la flora intestinal es agresiva, puede generar otros problemas como el aumento en la producción de gases o la aparición de alergias o intolerancias alimentarias. Por eso, siempre que tratamos con antiácidos, es adecuado hacerlo simultáneamente con probióticos.

Los antiácidos y la vacuna del rotavirus

Una de las vacunas que actualmente se suministran a los bebés es la del rotavirus, la cual protege contra un virus que produce gastroenteritis. La propia vacuna está hecha con virus atenuados, es decir, son virus debilitados que producen la infección natural, en este caso una leve gastroenteritis.

El problema es que cuando lo administramos a un bebé con reflujo ácido, esa gastroenteritis leve puede empeorar claramente el reflujo. Por eso, en los casos en que el reflujo ácido es muy intenso, puede estar contraindicado vacunar del rotavirus. Asimismo, en los casos leves, es probable que, tras la vacunación, el niño necesite aumentar la dosis de antiácido, bajándola unos días después.

Cuando el antiácido parece no funcionar

Cuando el reflujo no mejora al ser tratado con el antiácido en dosis adecuadas, y al cabo de los días necesarios, es muy probable que algo esté agrediendo el estómago y le impida mejorar. Lo más habitual es la vitamina D, la vacuna del rotavirus, la alergia alimentaria u otras causas que generan un estrés intenso.

Los antiácidos son medicamentos que reducen la producción de ácido del estómago. Son el tratamiento más efectivo en el bebé con reflujo ácido.

Está justificado usarlo si el reflujo produce un empeoramiento evidente de la calidad de vida del bebé.

Te recomiendo que uses el omeprazol. Estos son algunos puntos clave de su uso:

• Tarda entre tres y cinco días en notarse el efecto.

• Una vez que remite, conviene mantener el tratamiento el tiempo mínimo y a la dosis mínima necesaria para que el bebé siga sin molestias.

- Si persisten las molestias, hay que buscar otros problemas asociados que puedan impedir que mejore el reflujo.

- Si el niño está tomando un tratamiento antiácido, es recomendable asociar probióticos.

- Si toma vitamina D y puede exponerse al sol, es mejor dejar de darle vitamina.

- La vacuna del rotavirus puede empeorar el reflujo.

37

Las leches especiales en los cólicos del lactante

Las fórmulas especiales de leche para los bebés con cólicos del lactante intentan ofrecer soluciones a algunos de los problemas que he descrito en este libro:

- Las leches hidrolizadas. Se usan en el bebé que toma lactancia artificial o mixta y tiene alergia a las proteínas de la leche de vaca.
- Las leches sin lactosa. Son necesarias en el bebé que toma biberón y tiene intolerancia a la lactosa.
- Las leches antirreflujo. Están pensadas para dificultar que la leche suba si el niño sufre reflujo ácido. Pero muchas veces el problema real que causa el llanto no es la subida de la leche, sino la acidez, así que no son especialmente recomendables.
- Las leches antiestreñimiento. Son innecesarias en el bebé que toma pecho, pero útiles en caso de estreñimiento con biberón (entendido como heces duras que producen dolor por acumulación y en su expulsión). Su uso es contraproducente cuando hay pseudoestreñimiento.
- Las leches con probióticos y prebióticos. Se recomiendan

cuando el bebé tiene una alteración de la flora intestinal. Si el niño toma biberón y sufre cólicos del lactante, los probióticos que aportan estas leches son mucho menos efectivas si no se acompañan de los prebióticos que el bebé necesita para alimentarse. Para que estas leches lleguen a modificar la flora de forma estable, hay que tomarlas durante un largo periodo de tiempo.

Con el ánimo de ofrecer una leche específica para el bebé con cólicos del lactante, se han diseñado leches con:

- Probióticos y prebióticos.
- Una menor cantidad de lactosa.
- Proteínas de la leche de vaca algo más procesadas, pero sin llegar a las características de una hidrolizada.
- Antiestreñimiento y antirreflujo.

Todo en uno. Sin embargo, aunque pueden suponer una mejora en algunos casos (si hay una alergia moderada o intensa, una intolerancia completa a la lactosa, pseudoestreñimiento o reflujo ácido), no resolverán el problema. Es preferible administrar las distintas variedades tal como hemos visto en el apartado sobre la identificación y el manejo de las alergias y las intolerancias.

Cuando un bebé toma biberón, hay muchas leches especiales para ciertas condiciones:

- La leche hidrolizada: si es alérgico a las proteínas de la leche de vaca.
- La leche sin lactosa: si es intolerante a la lactosa.
- La leche antiestreñimiento: si hace caca dura con dolor.
- La leche antirreflujo: para reducir las bocanadas. No suelo recomendarla.

- Las leches con prebióticos y probióticos: beneficiosas para todos, aunque especialmente indicadas en alteraciones de la flora intestinal.

- Las fórmulas anticólico: tienen un poco de todo (menos lactosa), proteínas algo más fraccionadas, probióticos, etcétera. Sin embargo, es preferible usar la leche específica para cada problema.

38

Los biberones para el cólico del lactante

Los biberones anticólico son otra herramienta que se ha usado para intentar resolver los cólicos del lactante. Cuando un bebé toma biberón, va extrayendo leche a través de los orificios de la tetina. Sigue tomando de forma constante y eso hace que, conforme vacía, en el interior del biberón haya una presión negativa cada vez más intensa. Llega un momento en que tiene que interrumpir la toma para dejar que entre el aire.

Sin embargo, en un bebé que come con ansiedad, este mecanismo puede empeorar el problema y hacer que trague más gases. Cuando tiene especial sensibilidad en los oídos, también puede dar problemas, porque esa presión negativa puede generarle molestias. Al pasar el aire por la leche va oxidando el hierro, e impide que se absorba bien.

Los biberones anticólico han sido diseñados para lograr que el aire entre con facilidad, equilibrando la presión conforme el bebé va vaciándolo. Hay dos tipos fundamentales:

- Los que tienen tetinas con válvula de entrada de aire. Son tetinas en las que, además de los orificios habituales en la punta por los que sale la leche, tienen un orificio más que queda fuera de la zona de agarre del bebé. Este último tiene un mecanismo valvular que hace que la leche no salga por él cuando inclinamos el biberón, pero el aire sí pueda entrar.

- Los que tienen sistemas completos de entrada de aire canalizado. Son biberones con una tetina normal, sin válvula, pero en los que, al montarlos, entre la tetina y el biberón hay un sistema que permite la entrada de aire por un tubo que llega al fondo del biberón.

Ambos sistemas son útiles para evitar la presión negativa, y así permitir que el bebé coma con más comodidad sin tener que hacer un esfuerzo añadido para extraer la leche. También ayudan a eliminar las interrupciones de la toma para permitir que el aire entre y equilibre las presiones.

Estas son las diferencias que destacan los fabricantes de la segunda opción respecto a la primera:

- En el sistema de entrada de aire canalizado, el aire no pasa por la leche formando microburbujas, y así reducen algo más la ingesta de aire.
- Estas microburbujas oxidarían la leche y dificultarían la absorción de hierro.
- Los sistemas de válvula pueden obstruirse con facilidad con la leche e impedir que hagan su función.

Por su parte, los fabricantes del sistema valvular defienden su opción:

- Si inclinas el biberón de forma que la válvula no quede cubierta por leche, no se obstruye ni el aire pasa por la leche.
- No añaden piezas al biberón, con lo que es más simple de limpiar y montar.

En cualquier caso, a la hora de escoger un biberón elige el que te resulte más fácil y proporcione mayor comodidad a tu hijo. Merece la pena probarlos cuando el bebé tiene muchos gases y come con ansiedad.

CUARTA PARTE
APLICAR LAS SOLUCIONES

39

El protocolo completo de acción

Llegamos al final del libro, así que recapitulemos:

1. Empezamos definiendo el cólico del lactante como un llanto inconsolable que aparece en el bebé durante los primeros meses de vida, con crisis repetitivas y dolor de barriga. El niño está bien entre esas crisis y los cólicos tienden a resolverse solos con el paso del tiempo.
2. Hemos repasado los cambios adaptativos que el bebé realiza en sus primeras etapas y los fallos que pueden producirse, y que dan origen a esas crisis de llanto que se ajustan a la definición de cólico del lactante.
3. Hemos visto que no existe un solo cuadro de cólico del lactante, sino varios, que además pueden solaparse y potenciar entre ellos.
4. Podemos implementar medidas para resolver cada problema, y con ellas reconducir esa adaptación y eliminar las crisis de llanto del bebé.

Ahora toca encajar esas piezas: el protocolo para tratar los cólicos del lactante

El primer paso: la valoración del pediatra

Ante un bebé que llora, hay que descartar enfermedades que no entran en los parámetros del cólico del lactante. Además, tu pediatra puede identificar muchos de los problemas que hemos comentado en este libro. Necesitarás su prescripción y seguimiento especialmente cuando la solución pasa por un tratamiento farmacológico, como en el reflujo ácido.

Si el pediatra ha descartado otras patologías y ha diagnosticado al bebé con cólicos del lactante, pasemos al siguiente punto.

El segundo paso: medidas útiles en todos los casos

Algunas medidas que aplicamos para resolver los cólicos del lactante sirven a los niños que no los tienen porque influyen positivamente en varios de los procesos que pueden originar crisis de llantos inconsolables.

A lo largo del libro, hemos visto cómo los problemas del bebé en la adaptación a la vida se entrelazan y potencian entre sí. También hemos repasado las soluciones. Solo es imprescindible definir los problemas exactos del niño en un par de casos:

- Las alergias e intolerancias alimentarias.
- El reflujo ácido.

Además, las medidas aplicables a los demás niños no son nunca contraproducentes, e incluso pueden contribuir positivamente en estas dos excepciones.

En cuanto tu bebé sea diagnosticado con cólico del lactante...

Aplica lo siguiente en todos los casos:
- La pauta de alimentación descrita en el capítulo 29.
  - Tomas realmente a demanda. Ante el llanto, lo primero que debes hacer siempre es ofrecer leche.
  - No entretengas el hambre. Ni chupetes, ni manzanilla, ni mecerlo... Primero ofrece leche.
  - Si durante el día pasa más de dos horas sin pedir alimento, ofrécele.
- La pauta de estímulos descrita en el capítulo 30.
  - Portéalo tanto tiempo como sea posible, tanto en casa como fuera.
  - No rehúyas el colecho si descansáis bien haciéndolo y cumplís los criterios de seguridad.
- El uso de probióticos descrito en el capítulo 31. No es perjudicial en ningún caso y pueden ser positivos en muchos de los problemas definidos.
- El uso de la fisioterapia visceral y el masaje infantil descritos en el capítulo 32. Pueden aliviar los síntomas mientras las medidas indicadas revierten las causas y acelerar la recuperación funcional del intestino.
- El uso del microenema de glicerina descrito en el capítulo 33. Si en cualquier momento hay crisis de llanto que no cede con leche ni con estímulos, y el niño tiene la barriga hinchada y dura, usa el microenema para ayudarle a vaciar presión.
- El uso de biberones anticólico descritos en el capítulo 38, si el niño toma biberón.

Cuando seguimos las pautas durante una semana y no
hay una clara mejora

Si eso sucede, debes hacer lo que describo en el capítulo 34 sobre la identificación y el manejo de las alergias y las intolerancias alimentarias. Si tienes una sospecha clara, prueba a eliminar el alimento causante y díselo al pediatra para que haga el seguimiento posterior.

Si el niño interrumpe las tomas y se arquea de dolor
y con llanto intenso

Si, además, el bebé cumple alguno de los síntomas de reflujo ácido (lengua blanca, tos con moco en la garganta, muecas de asco con dolor, bocanadas agrias, hipo más frecuente...), coméntale a tu pediatra la posibilidad de que sufra reflujo ácido para que valore la necesidad de tratarlo con antiácidos. Para ello, consulta el capítulo 36.

Mi experiencia al seguir este protocolo

Esto es lo que llevo haciendo desde hace ya más de cinco años y he visto ya cómo cientos de casos quedaban resueltos con éxito. En realidad, animo a otros compañeros pediatras a que apliquen este mismo método, y a que quienes quieran comprobar su efectividad lo apliquen en estudios clínicos, como yo mismo he hecho. Entre todos debemos lograr que en pocos años la expresión «cólico del lactante» quede en desuso y, gracias al progreso, pase a la historia de la medicina.

El primer paso es que lo valore su pediatra.

Si es catalogado como «cólico del lactante», aplica en todos los casos:

- Una pauta de alimentación correcta, que sea a demanda y adelantándote al hambre.

- Una pauta de estímulos suficiente, recurriendo al porteo y al colecho si ves que ayuda.

- El uso de probióticos.

- La fisioterapia visceral y el masaje infantil.

Si toma biberón, prueba con un biberón anticólico.

Si hay crisis de llanto inconsolable con la barriga hinchada y no puede vaciarla, prueba con un microenema de glicerina.

Cuando con todo esto no hay una clara mejora en una semana, busca entre las alergias e intolerancias alimentarias.

Si en cualquier momento hay llantos frecuentes que interrumpen la toma y el bebé se arquea hacia atrás, dale un antiácido.

Si haciendo todo esto no mejora, hay que descartar una infección de orina con una analítica.

En caso de no funcionar, estoy a tu disposición en mi página web: *Mipediatraonline.com*. Puedes consultarme en línea o acudir a mi consulta en Granada.

40

Si no funciona, es que hay algo más

No pretendo haber definido todas las posibilidades que hacen llorar a un bebé de forma desconsolada. Soy consciente de que quedan otras muchas causas. Pero, en mi experiencia como pediatra, he podido comprobar que casi todos los niños que hace unos años eran diagnosticados con cólicos del lactante mejoran claramente con este protocolo.

Cuando no es así, tiene que haber otra causa, no definida en este libro, que está provocando el llanto. No te resignes, porque siempre existe una solución para resolverla. Muchas veces los niños que no responden al protocolo acaban teniendo infección de orina sin fiebre llamativa. Por eso, si aplicas el protocolo y ves que tu hijo no mejora, te recomiendo que le realicen una analítica de orina, especialmente si presenta febrícula.

41

La importancia de resolver los cólicos del lactante

Espero que este libro te haya ayudado a resolver los llantos de tu hijo. Desde fuera, uno podría pensar que no merece la pena leerlo si la mayoría de los cólicos terminan resolviéndose solos en uno, dos o tres meses. Pero cuando es tu hijo el que sufre día tras día, es un infierno pensar a un mes vista. Más aún cuando hay soluciones que pueden hacer que mejore claramente en un plazo corto. Además, el sufrimiento crónico de un bebé en sus primeras etapas de vida tiene consecuencias a largo plazo tanto para el niño como para sus padres.

Las consecuencias a largo plazo de los cólicos del lactante para el bebé

En un caso concreto: el reflujo ácido

La mayoría de los bebés con reflujo ácido acaban mejorando, aunque no se les dé tratamiento. Algunos lo hacen en cuestión de pocas semanas, y otros al cabo de bastantes meses. La cuestión es que, ya sea porque no se detecta o porque algunos prefieren no medicar a un bebé tan pequeño, muchos niños llegan a la consulta sin tratamiento y pasándolo mal cuando comen y cuando están tumbados.

Si, por ejemplo, en consulta atiendo a un niño de cinco años que ha sido siempre «malo para comer», suelo preguntar si de pequeño tuvo cólicos del lactante. En la mayoría de los casos, los padres responden afirmativamente; además, suelen ser niños que tuvieron signos claros de reflujo ácido. Este acabó cediendo sin tratamiento, pero se mantuvo el tiempo suficiente para que el niño acabase distorsionando su relación con la comida. En lugar de ser algo que asociaba a sensaciones positivas, desarrolló el rechazo y el miedo a comer por el dolor que asociaba a hacerlo.

Lo mismo ocurre con los niños que se despiertan con frecuencia y con dolor porque al estar tumbados el reflujo se intensifica. Suelen tener un sueño desestructurado y se resisten a echarse, como si la cuna tuviera pinchos. Esos problemas de sueño pueden mantenerse durante años.

En todos los casos

Ya en el plano general, cada vez entendemos mejor la importancia de las primeras etapas de la vida. Hay muchos mecanismos que empiezan a afinarse en esta fase para adaptarse al entorno en que le ha tocado nacer al bebé. Esta regulación es muy intensa en los primeros meses y reduce progresivamente nuestra capacidad de cambiar la primera modulación.

El tema del dolor no es una excepción. En esta etapa, se forma el modo en que sentimos el dolor y la respuesta de nuestro cerebro. Un dolor crónico, mantenido durante los primeros meses de vida, no es nada despreciable. Cada vez hay más estudios que relacionan más patologías, como la fibromialgia o la fatiga crónica (dolor central), con la presencia de un estrés continuo, sobre todo en las etapas iniciales de la vida, cuando la estructura del cerebro es más adaptable.

En el plano más sencillo: un bebé lo está pasando mal y podemos evitarlo. ¿Existe alguna razón más clara para entender que debemos actuar?

Las consecuencias a largo plazo de los cólicos del lactante para los padres

Yo soy padre y sé lo que es ver a tu hijo pasarlo mal: tu bebé es un ser indefenso que depende completamente de ti. El hecho de ver que sufre y no lograr que deje de hacerlo te desarma como progenitor y como persona.

La mayoría afrontamos este papel de la crianza con ilusión, implicándonos al máximo e intentando ser la mejor versión de nosotros mismos para nuestro hijo. Pero un bebé con cólicos del lactante, que llora de forma inconsolable, te hunde. Te hace sentir que le estás fallando, que no estás a la altura. Hace que te sientas incapaz y fracasado. Te genera una gran inseguridad: «¿Qué estoy haciendo mal?». Te culpabilizas: «Mi hijo sufre porque no soy capaz de hacerlo mejor». Y esta situación llega al inicio de la crianza, así que dudas de todo: de ti y de quien pretende ayudarte sin éxito.

Es radicalmente distinto empezar los primeros meses de crianza con un bebé «fácil», que solo come y duerme, y que vemos desarrollarse cada día de forma fluida y tranquila, o con uno al que ves llorar constantemente sin saber cómo calmarle. Así que, para muchas parejas, los cólicos del lactante suponen un mal inicio en la crianza, hasta el punto de que acaban divorciándose. En pocos meses han pasado de la ilusión por el nacimiento a la depresión posparto y a la ruptura.

¡Luchemos contra eso! No nos resignemos a ver sufrir al bebé; no nos infravaloremos ni nos culpabilicemos. Frente a esta situación, opta por crecer, aprender, tomar las riendas y ser tú quien salva a tu hijo de este sufrimiento.

En mi página *Mipediatraonline* verás que ofrezco la posibilidad de consultarme por WhatsApp. Si quieres cualquier aclaración o tu hijo no acaba de mejorar siguiendo las indicaciones de este libro, estoy a tu disposición.

Puedes también desplazarte a mi consulta en Granada, que también verás en mi web. Nada iguala a una valoración directa y a hablar en persona sobre el caso de tu hijo.

Yo no me rindo. Si un bebé sufre, hay que ofrecer soluciones. Con mi experiencia y el conocimiento de tu hijo, que solo tú tienes, podemos ayudarle.

Ojalá un día todos sean bebés sin cólicos.

Bibliografía

Blesa Baviera, Luis Carlos, «Trastornos digestivos funcionales pediátricos», *Criterios Roma IV*, 2016, <https://www.aepap.org/sites/default/files/099-114_criterios_roma_iv.pdf>

Asociación Española de Pediatría, Cólicos del lactante explicados a los padres, <https://enfamilia.aeped.es/edades-etapas/colicos-lactante>

Cólicos del lactante en medlineplus, <https://medlineplus.gov/spanish/ency/patientinstructions/000753.htm>

Asociación Americana de Pediatras, <https://www.healthychildren.org/English/ages-stages/baby/crying-colic/Pages/Colic.aspx>

Ortega Páez, E., y Bartolo Espadero, D., *Revista Pediátrica de Atención Primaria*, vol. 15. supl. 23, Madrid, junio de 2013, <http://scielo.isciii.es/scielo.php?script=sci_arttext&pid=S1139-76322013000300009>

Baylor College of Medicine, «Three distinct stages in infant microbiome development identified», 24 de octubre de 2018, <https://www.sciencedaily.com/releases/2018/10/181024131304.htm>

Yang, Irene *et al.*, «The Infant Microbiome: Implications for

Infant Health and Neurocognitive Development», *Nursing Research*, 2016,
<https://www.ncbi.nlm.nih.gov/pmc/articles/PMC 4681407/>

Moore, Rebecca E., y Townsend, Steven D., «Temporal development of the infant gut microbiome», 11 de septiembre de 2019,
<https://royalsocietypublishing.org/doi/10.1098/rsob. 190128>

Lynch, Susan V., y Pedersen, O., «The Human Intestinal Microbiome in Health and Disease», 2016,
<https://www.nejm.org/doi/10.1056/NEJMra1600266>

Plaza-Martin, Ana María, «Alergia alimentaria en la edad pediátrica, conceptos actuales», Servicio Alergia e Inmunología Clínica, Hospital Sant Joan de Déu, Barcelona, 2016,
<https://www.analesdepediatria.org/es-alergia-alimentaria-edad-pediatrica-conceptos-articulo-S1695403316000278>

Valdesoiro Navarrete, L.; Bosque García, M., y Larramona Carrera, H., «Manejo del niño con sospecha de alergia a alimentos», Sección de Alergia y Neumología. Servicio de Pediatría, Hospital Park Tauli, Sabadell, 2013,
<http://www.aeped.es/sites/default/files/documentos/14-alergia_alimentos_0.pdf>

Espín Jaime, Beatriz, «Manifestaciones digestivas de la alergia alimentaria», UGC Pediatría. Sección Gastroenterología, Hepatología y Nutrición Pediátrica, Hospital Infantil Virgen del Rocío, Sevilla, 2017,
<https://www.aepap.org/sites/default/files/089-098_alergia_alimentaria.pdf>

Tormo Carnicer, Ramón, y Martín de Carpi, Javier, «Alergia e intolerancia a la proteína de la leche de vaca», Asociación Española de Pediatría, 2018,
<https://www.aeped.es/sites/default/files/documentos/iplv.pdf>

Gonzalo de Liria, C. Rodrigo; Méndez Hernández, M., y Azuara Robles, M., «Infección urinaria», Asociación Española de Pediatría, <https://www.aeped.es/sites/default/files/documentos/itu. pdf>

Armas Ramos, Honorio; Ferrer González, Juan Pablo, y Ortigosa Castillo, Luis, «Reflujo gastroesofágico en niños», Asociación Española de Pediatría, <https://www.aeped.es/sites/default/files/documentos/rge. pdf>

megustaleer

Descubre tu próxima lectura

Apúntate y recibirás
recomendaciones de lecturas
personalizadas.

www.megustaleer.club